O lado obscuro
e tentador do sexo

Dados Internacionais de Catalogação na Publicação (CIP)
(Câmara Brasileira do Livro, SP, Brasil)

Espírito Santo, Patrícia
  O lado obscuro e tentador do sexo / Patrícia Espírito Santo –
São Paulo : Ágora, 2004.

Bibliografia.
ISBN 85-7183-879-8

1. Culpa 2. Desejo sexual – Distúrbios 3. Ética sexual
4. Prazer 5. Sexo (Psicologia) I. Título.

04-0619   CDD-155.3

Índices para catálogo sistemático:

1. Práticas sexuais mórbidas : Psicologia sexual   155.3
2. Prazer e culpa: Psicologia sexual   155.3

Compre em lugar de fotocopiar.
Cada real que você dá por um livro recompensa seus autores
e os convida a produzir mais sobre o tema;
incentiva seus editores a encomendar, traduzir e publicar
outras obras sobre o assunto;
e paga aos livreiros por estocar e levar até você livros
para a sua informação e o seu entretenimento.
Cada real que você dá pela fotocópia não autorizada de um livro
financia o crime
e ajuda a matar a produção intelectual de seu país.

O lado obscuro e tentador do sexo

Patrícia Espírito Santo

EDITORA
ÁGORA

O LADO OBSCURO E TENTADOR DO SEXO
Copyright © 2004 by Patrícia Espírito Santo
Direitos reservados por Summus Editorial

Capa: **BVDA – Brasil Verde**
Editoração: **All Print**

Editora Ágora

Departamento editorial:
Rua Itapicuru, 613 – 7º andar
05006-000 – São Paulo – SP
Fone: (11) 3872-3322
Fax: (11) 3872-7476
http://www.editoraagora.com.br
e-mail: agora@editoraagora.com.br

Atendimento ao consumidor:
Summus Editorial
Fone: (11) 3865-9890

Vendas por atacado:
Fone: (11) 3873-8638
Fax: (11) 3873-7085
e-mail: vendas@summus.com.br

Impresso no Brasil

Dedico este livro àquele lado presente em cada um de nós que, ao negar os desejos obscuros e tentadores, reduz e limita o exercício prazeroso da sexualidade.

Agradecimentos

A Anna Marina Siqueira, minha mestra na arte de escrever, e Nelson Vitiello, meu primeiro mestre no estudo da sexualidade humana, que sempre acreditaram no meu trabalho, me abriram portas e me "encaminharam";

A Carmita Abdo, que me encorajou (e me encoraja) a ousar;

A Marcelo Guimarães Rodrigues da Cunha, meu consultor de cinema, por suas valiosas dicas de filmes e textos;

Aos pacientes do Ambulatório de Disfunções Sexuais da Faculdade de Medicina do ABC, em Santo André/SP, aos pacientes do Projeto Sexualidade da Universidade de São Paulo e aos meus alunos adolescentes que me confiaram suas histórias, com as quais aprendi muito;

A todos aqueles que, antes de mim, se puseram a estudar o sexo e cujas idéias me "formaram";

E a Antônio Edimundo Bicalho de Melo o mais especial dos agradecimentos.

Sumário

Apresentação 11
O início 13

PARTE 1 A VIRTUDE E O PECADO 17
1 Do paraíso ao purgatório 19
2 Do castigo à realização 31
3 De justo a degenerado 35

PARTE 2 O SAGRADO E O PROFANO 39
4 O amor e a morte 41
5 O desejo e a sedução 59
6 A sedução e o efêmero 65
7 O efêmero e a culpa 73
8 A culpa e o grupo 83
9 O silêncio e o segredo 87
10 A sedução e a destruição 91
11 As sereias e os botos 95
12 A paixão e a morte 101

PARTE 3 O ERÓTICO E O MACABRO 107

13 O sexo obscuro 109
14 O gênero horror 113
15 O mal do amor.. 117
16 O desvio do sexo 121
17 A sexualidade ameaçada 145

O fim 167
Referências bibliográficas 171

Apresentação

Nos últimos anos, especialmente após o advento dos medicamentos (via oral) para a dificuldade de ereção peniana, muito se tem pesquisado, escrito, comentado e polemizado sobre os diversos aspectos da sexualidade. A partir dessa nova era, não se pode mais dizer que o sexo ainda seja um assunto tabu, mas corre-se o risco de vê-lo transformado num produto barato para ávidos, curiosos e vorazes. Leitores, radiouvintes, telespectadores, internautas e até apreciadores de *outdoors* estabelecem com esse tema relações nada carnais, apesar de extremamente autofágicas: o sexo lhes consome o tempo, enquanto invade seus ouvidos, penetra através de seus olhos, monopoliza as telas e as ondas curtas... Curtas, longas, banda larga, capa, contra-capa, primeira página, caderno da mulher, esquina mais "badalada", o sexo está em "todas", o sexo está na moda.

Nos modos pseudo-recatados das "mocinhas" e na idéia fixa dos rapazes há sexo. Sua eficiência é garantida pela ciência, por meio da reposição hormonal praticada pelas senhoras, bem como pelas pílulas erotogênicas ingeridas pelos senhores.

Por estar na moda, o sexo tornou-se mais conhecido, declarado, assumido, explícito, hetero, homo, bi e transexual, sexo de risco, sexo seguro, com proteção, com ou sem procriação, por meio de masturbação, como recreação e válvula de escape.

Escapar por quê? Escapar para onde? Para o sexo não há escapatória e do sexo ninguém se safa. Safado, tentador e modismo, já se tornou tema "carne-de-vaca" nos meios de comunicação, por mais diversos que sejam os seus aspectos.

Seu lado obscuro e tentador, no entanto, é o que o faz parecer sempre inédito, inusitado, surpreendente, "furo de reportagem". E ninguém melhor do que Patrícia – uma jornalista mineira com excelente formação na área de educação sexual – para dar esse "furo" e nos levar a refletir (como ela própria assinala) sobre nossos desejos sexuais e o juízo de valor que fazemos deles. "Alguns dos que se deixaram levar pelos desejos 'mundanos' se cobram tanto a ponto de se punir, adquirindo dificuldades sexuais. Outros, que ainda não tiveram sua primeira relação sexual, têm tanto medo do que pode vir a acontecer que se frustram quando passam pela experiência", escreve Patrícia, que confessa estar tentada a nos libertar da culpa. "Aliás," – continua ela – "a experiência de se tornar culpado tem duas possibilidades: dela se sair amadurecido ou ser por ela esmagado."

Ao longo dos milênios, o sexo se valeu desse seu *lado obscuro e tentador* para atrair, envolver, culpar e, por fim, castigar aqueles que não souberam ou não puderam sair amadurecidos da experiência da tentação. Aos outros, o sexo reservou o privilégio de verem esclarecido o seu mistério, ainda que por alguns poucos e fugazes momentos de prazer incomparável; ainda que numa experiência ambígua de êxtase e frustração, energia e fragilidade, entrega e recolhimento, compartilhamento e singularidade.

Aos primeiros (os que não amadureceram com o sexo) este livro tem muito a oferecer e, creio, vai realizar a tentação de Patrícia. Com os últimos (os privilegiados) o livro tem a dividir e a multiplicar a ousadia daqueles que não se abatem, mas se estimulam, diante do imprevisível.

Com esta obra, Patrícia inaugura uma promissora fase de sua carreira. Jovem e talentosa, terá tempo e conhecimento para nos brindar muitas vezes, com certeza. Mais que desejar-lhe sucesso, torço para que continue se dedicando a cair em tentação e a desvendar, sem preconceito, o lado obscuro do sexo.

Carmita Abdo
Professora da Faculdade de Medicina da Universidade
de São Paulo e coordenadora do Projeto Sexualidade
(ProSex) do Hospital das Clínicas de São Paulo

O início

O homem, baseando-se em palavras que atribui às divindades diversas que habitam suas crenças, sempre teve a preocupação de controlar seus pensamentos. Na verdade, há necessidade de vigiar, sem reservas, a satisfação de seus instintos. Dar vazão aos desejos é bastante tentador, mas tem seu lado obscuro. O desejo, e conseqüentemente o prazer, foram construídos como sentimentos que devem ser regulados, até mesmo quando não ultrapassam os limites da imaginação.

Não desejar a mulher do próximo está prescrito nas tábuas das leis religiosas e morais, e o homem não sabe o que fazer quando não consegue controlar esse desejo, sobretudo se ele tem uma mulher bem próxima. É como se Deus tivesse ditado as regras, ficasse permanentemente testando o homem e, para piorar, tivesse se esquecido de muni-lo de armas para cumpri-las.

O que fazer com o desejo que não é só subjetivo, impalpável, mas é também biológico, químico e hormonal? O que fazer com o desejo homossexual, se "homens foram feitos para mulheres" e vice-versa? O que fazer com o desejo, que denominamos curiosidade, de assistir a um casal num *show* de sexo explícito ou, pelo buraco da fechadura, ver alguém se despir, se as relações e o prazer do sexo deveriam vir obrigatoriamente atreladas ao afeto? O que fazer com a masturbação, se o sexo foi feito para ser dividido, realizado a dois? O que fazer com o desejo de "cuspir de ódio", se temos de amar o próximo como a nós mesmos, principalmente se o próximo for um de nossos genitores ou filhos? O que fazer com aquele prazer sentido num ato de violência, se a sociedade cobra revolta por parte do abusado? O que fazer quando nos pegamos pensando primeiro em nosso bem-estar, se não devemos ser egoístas?

São tantos os desejos e tão diferentes os prazeres que tiramos deles! Na tentativa de regular e regulamentar os desejos e os prazeres, os nomeamos e os classificamos: certo × errado – moral × amoral – hetero × homossexual – natural × perverso – humano × animalesco etc. Mas, para nossa tristeza, vemo-nos vagar perdidos entre as classificações que construímos e sentimo-nos culpados quando desejamos ou extraímos prazer do que é socialmente condenável ou de situações que um dia recriminamos e classificamos como absurdas. E com a experiência de culpa vem o desejo de punição, na tentativa de nos recuperarmos.

O prazer tem seu lado tentador, mas também há algo nele que o faz obscuro, doentio. Talvez porque o homem seja um ser imperfeito, humano, capaz de se sentir tentado – mas ao mesmo tempo imagem e semelhança de Deus, que não se pode dar o direito de cair em tentações.

O próprio verbo *tentar* tem dois sentidos que se complementam. Empregar meios para alcançar o que se deseja (dizem que só se aprende tentando) e ter ânimo para a prática de coisas sedutoras ou censuráveis. No fundo, estamos sempre tentando e somos tentados a encontrar a tal felicidade.

Já o adjetivo *obscuro* significa escuro, sombrio, tenebroso, e em sentido figurado quer dizer confuso, difícil de entender, ignorado, vago. Por mais que se estude o sexo, sempre há nele algo incompreensível, que se deseja manter velado.

Somos capazes de fazer o mal assim como nos consideramos suas vítimas indefesas. Somos capazes de violar as regras que nos impusemos, mas temos como álibi a culpa para regular e nos trazer de volta a consciência. Vivemos como o primeiro casal, divididos entre o que é obscuro e o que é tentador, entre a virtude e o pecado, o sagrado e o profano, o erótico e o macabro.

Não existe ser humano que não se sinta atraído pelo canto das sereias, pela sedução das aparências, pela paixão fortuita, por espiar o proibido, pelo prazer que se extrai da dor, pelas delícias do sexo. E não existe ser humano que, junto de tudo isso, nunca tenha experimentado a sensação de culpa. É exatamente o lado tentador e obscuro do sexo, um dos maiores interditos da humanidade, que procuro dissecar neste livro.

Explicações sobre as "armadilhas" do sexo são pedidas a mim pelos adolescentes em sala de aula e por adultos em ambulatórios de sexualidade. Vejo muita culpa, cobrança, necessidade de se enquadrar aos padrões preestabelecidos como normais e saudáveis, muito julgamento, intensa dor. Os que corresponderam aos desejos da sociedade e se tornaram bons cônjuges e pais, profissionais competentes, bons vizinhos, não entendem por que foram vítimas de uma disfunção sexual, como se ser bonzinho predispusesse o cidadão à "felicidade" conjugal, como se não houvesse nada além de um comportamento acima de qualquer suspeita. Alguns dos que se deixaram levar pelos desejos "mundanos" se cobram a ponto de se punir adquirindo dificuldades sexuais. Outros, que ainda não tiveram sua primeira relação sexual, sentem tanto medo do que pode vir a acontecer que se frustram quando passam pela experiência, como ocorreu com Adão e Eva.

E é com o primeiro casal que começo meus escritos, pois a eles atribuímos a culpa de viver longe do paraíso e próximos do purgatório. Ao longo do livro sagrado, Adão e Eva passam por situações diversas, umas muito conhecidas por todos, outras nem imaginadas, mas reais. O que espero ao dissecar o lado tentador e obscuro do sexo é levar o leitor a refletir sobre seus desejos sexuais e os juízos de valor que se faz deles, na tentativa de liberá-lo dos sentimentos de culpa que eles trazem. Aliás, a experiência de se tornar culpado tem duas possibilidades: dela se sair amadurecido ou de ser por ela esmagado. E nem sempre a "escolha" é consciente.

PARTE 1

A virtude e o pecado

1

Do paraíso ao purgatório

O conceito de sexualidade é amplo. Nos manuais encontramos definições que a descrevem como todo tipo de manifestação do ser humano, não apenas seus relacionamentos (inclusive sexuais) como também suas emoções, suas formas de ver e atuar no mundo etc. Em resumo, tudo é sexualidade, ou sexualidade é tudo: modo de andar, de falar, de chorar, de amar, de vestir-se, de posicionar-se sob a influência de fatores psicológicos, biológicos, sociais, culturais e espirituais.

Que uso, porém, fazemos da nossa sexualidade? Das nossas relações sexuais extraímos prazer ou reprodução (ou tentamos), mas com certeza não é só isso que podemos conseguir com elas. Que uso a prostituta faz de sua sexualidade? Ganhar dinheiro, carinho, independência financeira, forma de protesto, revolta; são inúmeras as possibilidades.

Uns culpam os relacionamentos por seus fracassos. Já ouviu alguém dizer que nunca conseguiu se sobressair, sempre foi um "Zé Ninguém" porque optou em dedicar sua vida à família?

Dos gêneros masculino e feminino também se podem manter extrair algumas vantagens e manter desvantagens. Numa relação amorosa pode-se obter poder, dividi-lo ou encontrar campo para a tendência à submissão. São inúmeros os exemplos de pessoas que casaram com o objetivo primeiro (muitas vezes inconsciente) de sair de casa; pessoas usam seus parceiros para "salvá-las" dando-lhes caráter de deuses. Esse é o uso que fazem de sua sexualidade.

Algumas pessoas usam-na para conseguir emprego ou se manter no que já têm; usam-na para chamar a atenção ou para se reafirmar. O que não se pode ignorar é o fato de a sexualidade se confundir com a própria identidade. Para muitos homens, ser um garanhão e ter ótimo desempenho na cama são sinônimos de ser alguém. Por isso vários desmoronam ao se ver impotentes: passam a se sentir um nada, sem valor nenhum. Se ela é bela e sensual, sente-se mais querida e amada, por isso morre de medo de envelhecer e perder seu valor.

Outros são, acima de tudo, *gays*. Como se sua orientação sexual determinasse todo o restante em suas vidas. Quantas pessoas admiráveis deixaram de ser respeitadas quando se descobriu sua homossexualidade? As pessoas também tendem a diminuir o valor de uma mulher que é reconhecidamente ótima profissional, excelente dona-de-casa e mãe exemplar quando descobrem que ela se excita assistindo a filmes pornôs ultrapicantes, daqueles de envergonhar qualquer um.

Temos facilidade de colocar no mesmo saco crimes reais e desejos sexuais. Como se tudo, na vida e na posição social das pessoas, ficasse contaminado pelo que gostam de fazer na intimidade. Como se nosso valor pessoal se resumisse a isso.

Visão religiosa

E não foi isso que fizemos ao longo de tantos séculos dando tanto *status* à alegoria de Adão e Eva? Que uso fazemos do sexo a partir da expulsão do homem do paraíso? De certa forma, no inconsciente coletivo, a desobediência do casal que originou a raça humana e a depravação dos cidadãos de Sodoma condenam o prazer nas relações hetero, homo e bissexuais e justificam o fato de sermos seres imperfeitos, pecadores.

Como Adão e Eva nascemos iludidos sobre o amor inocente; na adolescência descobrimos que o amor vai além do sentimento maternal, que é também carnal. E como adultos contaminamos o sexo com o pecado, e vemo-nos condenados por Deus por nos termos tornado vulneráveis à sedução.

Muitos julgam que o pecado de Adão e Eva foi provar o fruto proibido, porque eles só conheceram o sexo depois de provar a maçã influenciados por uma serpente. Em momento algum essa fruta aparece na história. Mesmo assim, ela vem sobrevivendo ao longo dos séculos como símbolo do pecado e representante de uma provável relação sexual. Não é à toa. O vermelho, cor da maçã, é um tom quente, é sangue, é a cor da genitália em sua fase de excitação sexual, é a cor preferida dos batons que tornam a boca sensual, sexual. É a cor do sexo.

O fruto é tentador. Eles pecaram não pela gula (pecado capital), mas porque o fruto era proibido (comê-lo foi um pecado mortal). O não-permitido, a transgressão, ultrapassar o limite imposto, expor o interdito, como isso é tentador! E como é sem graça a idéia de um paraíso, onde tudo é igual, um dia atrás do outro (mesmo que sejam só sábados ou feriados), o mesmo sabor para todas as uvas. Quanta constância! Nada mais choco.

O que torna o fruto tentador é o fato de ser ele apetitoso, a idéia de poder comê-lo, saboreá-lo, tirar dele o prazer, pouco importando se depois ele possa nos engordar ou causar indigestão. E, ironicamente, o comer ainda ganhou metáforas e simbologias: come-se a mulher numa relação sexual, extrai-se dali o prazer e, para algumas pessoas, também a culpa.

Para contrabalançar, come-se o corpo e bebe-se o sangue de Cristo na comunhão católica, como forma de reconhecer as culpas e imperfeições. Se Cristo morreu na cruz, não foi para nos salvar ou resgatar, muito menos para nos provar o quanto era divino. O que ele nos mostrou é quanto, como homens de carne e osso, somos imperfeitos e estamos em permanente exposição à tentação.

Adão e Eva nasceram no paraíso e a vida real levou-nos a construir o purgatório. O que a história deles pode nos deixar de lição é que somos inseguros, não sabemos ao certo o que serve para nossa felicidade ou nos faz infelizes; temos sempre de escolher caminhos sem saber a que rumos nos levarão.

Já a serpente, segundo estudiosos, simboliza o raciocínio, a inteligência. É no diálogo de Eva com ela que o homem deixa de ser animal e passa a duvidar de Deus. É um ser pensante. É a serpente (ou o raciocínio) que leva o homem a perceber que existe outra vida, a espiritual, além daquela puramente animal. Comer o fruto proibido abriu-lhes os olhos e tornou-os conhecedores do bem e do mal. Talvez nesse momento tenhamos descoberto a verdade e aprendido a brincar de Deus e de diabo – como fazemos até hoje.

A desobediência do casal que devorou o fruto proibido representa a cópula proibida. Eles se sentem deuses quando se unem, mas pagam um alto preço por isso: podem também se tornar seres inferiores e mortais.

Visão científica

Coube às interpretações religiosas transformar essa alegoria no pecado capital. Morremos porque transamos pelo prazer, porque gozamos. É o mesmo que dizer: morremos porque pecamos. Para as religiões, a morte é o preço que se paga pelo desejo de praticar o sexo; conota uma punição. Para a ciência, ela vem carregada de uma conotação evolutiva, porque, na verdade, o sexo e a morte asseguram a evolução das espécies.

Os seres que estão na base da cadeia evolutiva, os procariotas, não necessitam do outro para se multiplicar. Pode parecer meio sem graça essa coisa de fazer uma reprodução assexuada, solitária, mas é isso que faz que, de certa forma, eles gozem da imortalidade. Uma parte de seu organismo estará sempre presente no mundo.

Porém, essa dinâmica os impede de ser indivíduos. Eles não se distinguem dos outros organismos da espécie à qual pertencem; são idênticos uns aos outros. Para eles, não existe morte natural, mas por algum efeito externo, como uma interferência hostil do meio ambiente.

A "imortalidade" pode estar assegurada, mas esses seres não "saem do lugar", ou seja, não evoluem, estão fadados ao imobilismo. A reprodução assegura apenas a conservação da espécie.

A individualização está nos organismos que se reproduzem sexualmente, que possuem gametas sexuais. Ao se fundir, células reprodutoras feminina e masculina originam um ovo, uma célula única. Nenhum outro será igual a ele, porque os gametas que o formaram possuem cargas genéticas específicas que permitem inúmeras combinações.

O sexo permite aos indivíduos reproduzir-se, mas não os multiplica. Ele viabiliza o remanejamento do patrimônio genético, originando uma nova vida, distinta, indivisível, portanto, mortal. Animais que procriam morrem, o que torna a morte inseparável do sexo e da individualidade. Quando morremos, nossos descendentes prosseguem o fenômeno da vida. A vida, ao contrário do indivíduo, é imortal. É uma cadeia ininterrupta que remonta quase à origem da Terra, há 4,6 bilhões de anos. E a vida humana, na verdade, não começa na concepção e sim na origem de nossa espécie, centenas de milhares de anos atrás.

Faço a seguinte pergunta ao leitor: se fosse possível, você gostaria de viver para sempre? Imagino que possam estar passando pela sua cabeça respostas que vão de "Lógico!" até "De jeito nenhum!". As respostas podem variar de acordo com o estado de espírito, o momento de euforia ou de depressão que estamos vivendo.

Entre os animais, apenas a espécie humana reconhece a sua finitude no tempo e no espaço. Só o homem é capaz de projetar-se no futuro, ao contrário dos animais irracionais, que têm somente consciência do perigo – fato que os leva a agir por instinto.

Além do mais, na maior parte das espécies que vivem acasaladas, a família desagrega-se e espalha-se logo que os novos aprendem a "se virar". No caso da espécie humana, de certa forma, é o sentimento de afeto entre seus membros que a mantém unida. De maneira geral, a obrigação de consangüinidade não prevalece sobre as necessidades da família. Mais que a biologia, são a emoção e os aspectos sociais que alimentam os laços, o amor ou a segurança, a necessidade de manter as aparências ou os interesses diversos. Provemos nossos filhos de cuidados mais por amor a eles que por obrigação paternal; e o que sustenta a união entre os cônjuges é a afetividade, a estabilidade ou a esperança de um dia alcançar uma união feliz.

Em comparação aos outros animais, o homem ainda tem a vantagem de se acasalar quando deseja e não apenas em determinadas épocas, podendo até, com o uso da farmacologia, escolher quando e quantos filhos quiser.

Somos uma espécie que precisa da sedução, de "algo mais" para se acasalar. Escolhemos, selecionamos o parceiro levando em conta muito mais que a sua capacidade de reprodução. O ser humano é o animal que mais demora para se acasalar e, quando o faz, o que mais tempo gasta em suas relações sexuais.

Não limitamos nossas relações à cópula. Precisamos do contato corpo a corpo, da pele na pele, do face a face. A estimulação tátil, os contatos boca a boca, o esfregar dos órgãos genitais contra o corpo do parceiro aumentam o número de pulsações, a pressão arterial; a respiração fica ofegante. A temperatura cutânea se eleva, ficamos com a pele avermelhada, os lábios incham; são numerosas as nossas terminações nervosas sensíveis à estimulação erótica.

A função do sexo não poderia ser apenas a de permitir a multiplicação das espécies, pois diversas reproduzem-se sem recorrer a ele. O sexo é um fator imprescindível para o nosso processo de individualização e morremos porque somos indivíduos.

Porém, é a própria sexualidade que inverte esse processo quando perdemos o sentido de nós mesmos ao mergulhar no outro ser durante o ato sexual para depois retornar como indivíduos. Vivemos assim como num vaivém entre o ser único e o ser dentro de um todo; o ser individual e o ser parte de um grupo social. Nosso ciclo de resposta sexual começa no desejo, algo subjetivo. Nossas escolhas sexuais são determinadas por muitas variáveis, algumas incompreendidas e imperceptíveis pela razão. O amor também é biológico, o acasalamento, químico, a convivência, afetiva, a sexualidade transmitida o tempo todo no rosto, nos cabelos, nos olhos. E gozamos. Como gozamos!

O orgasmo

Os franceses chamam o orgasmo de *la petit mort* – a pequena morte. Isso tem um motivo. Cada um tem seu jeito de chegar ao ápice do prazer. Existem muitas fantasias sobre seus efeitos e informações distorcidas de como deve acontecer. A intensidade, a freqüência e as sensações decorrentes dele dependem de cada um, da relação com o parceiro, do tesão, da visão que se tem do sexo. Mas o que associa a sensação do orgasmo à sensação da morte é o fato de que ao se alcançar a plenitude no sexo, tudo pode terminar; nada mais falta, nada mais importa. É o êxtase.

A astrologia traz também uma idéia similar. A casa oito[1] é a casa da morte, da crise, das transformações e ainda do sexo. O sexo é a porta para a união cósmica, o meio de se chegar à libertação, à união com o amado, seja ele a vida, o deus, o mestre sem fronteiras. É onde há a integração de um com o outro, por isso ela tem a ver com a relação sexual. É nela que o relacionamento se aprofunda ou morre, onde os valores podem ser transformados e muitas vezes precisam ser destruídos. É um local de intensidade e poder. Por isso é a casa da morte, para que um novo ciclo se inicie. Simboliza a morte da personalidade, do ego e o nascimento da alma. É

---

1. As casas representam as fases de consciência do indivíduo, circunstâncias vivenciadas, relação pessoal em função de relação social.

a casa de Plutão², correspondente ao deus Hades da mitologia grega, senhor da morte.
Vivemos em ciclos, em constante transformação, entre "vidas e mortes". Nosso corpo de criança adolesce, amadurece e envelhece. Se o curso natural for seguido, o homem morre quando atinge o máximo de sua competência. "Desaparece" quando soma um número imensurável de conhecimento? Fim de ciclo?
O ser humano maduro dá lugar ao jovem por meio da procriação e do repasse de seus conhecimentos e habilidades; a morte dos mais velhos abre espaço para outras visões e para o desenvolvimento de novas idéias, muitas vezes baseadas nas antigas. Esse é o princípio da cultura; o cruzamento de gerações favorece a transmissão cultural. E é exatamente pelas obras, pelas contribuições para esta "cultura", pelas "idéias" deixadas no mundo que o indivíduo se imortaliza.

A abstinência

É interessante observar que com a morte há o abandono da carne e dos prazeres que ela traz. Ocorre a negação e a renúncia da atração sexual, dos desejos e impulsos "impuros". Para muitas religiões, sem a carne o espírito fica livre para vivenciar apenas o "inocente" e o puro.

Em contrapartida, segundo o Novo Testamento, Jesus não condenou a adúltera (Jo:7) nem a samaritana que estava no sexto marido (Jo:4), nem deixou de escolher Pedro para chefiar o grupo de apóstolos mesmo sendo ele casado (Ma:1). Por que tornar o sexo, então, incoerente com as aspirações cristãs?

É uma concepção pessimista da matéria. Daí se justifica a tese da abstinência da carne, alimento forte, provocador de paixões, de modo que não consumi-la é um meio de fugir

---

2. É o planeta considerado regente dos movimentos de massa, destruição em larga escala. A Plutão foi dado o reino do submundo, abaixo da Terra. Simboliza a morte da personalidade e o nascimento da alma.

das tendências desregradas da natureza humana. Torna-se indispensável a negação da carne a todos os que desejam viver os preceitos nobres do espírito. É esse o princípio que norteia os fiéis mais convictos durante a quaresma e os celibatários ao longo de sua vida de castidade dedicada à Igreja. "Abster-me-ei de carne, a fim de que, alimentando fortemente a carne, não venha a alimentar também os vícios da carne", afirmou São Bartolomeu em 1153.

Quer castigo maior do que sacrificar prazer em todos os sentidos, não apenas o sexual? A vida erótica se tornou pecado para o homem comum e incompatível com quem seguisse carreira religiosa. O primeiro caso gerou, e ainda gera, inúmeras disfunções sexuais. A relação sexual, sem o objetivo de reprodução, vem carregada de culpa e mata o prazer, manifestando-se muitas vezes como ejaculação precoce, perda eretiva, vaginismo, inibição do desejo, ausência de orgasmo.

Alguém pode contestar dizendo que não é possível que ainda haja quem acredite que sexo é pecado. Na verdade, dificilmente as pessoas têm plena clareza desse pensamento. Porém, o encontramos quando alguém se sente culpado por ter mantido relações sexuais com quem não ama – o prazer pelo prazer –, quando alguém demonstra nojo das secreções sexuais, como se o esperma, por exemplo, fosse algo sujo, capaz de contaminar um corpo puro.

O segundo caso, o celibato, destitui do ser humano sua sensualidade. A religião católica justifica-o dizendo que o homem é capaz de optar pela doação pessoal de si mesmo a uma mulher, no pacto conjugal, e tornar-se "uma só carne", como também de renunciar livremente a esse tipo de doação para, mediante a continência, doar-se totalmente a Cristo. Mal sabe a Igreja que os indivíduos que, ao se acasalar, tornam-se um só, estão na verdade anulando um deles ou os dois. Somos indivíduos, lembra-se? Da mesma forma, anular a individualidade em favor de Deus (como se fosse possível uma união total com o divino) pode trazer grande sofrimento.

Entretanto, a Igreja justifica que essa capacidade de ser eunuco pelo "Reino dos Céus" seria um dom, uma opção consciente motivada por uma fé profunda. A questão que fica é: o que seria essa fé profunda? Como vivenciá-la? Não haveria formas menos mutilantes de manifestá-la?

A própria Igreja Católica reconhece que entre seus sacerdotes e missionários há quebra no voto de castidade, chegando a ocorrer relações consentidas bem como estupros e abortos. Não raro descobre (mas não aceita) que sacerdotes e missionários são tão humanos quanto qualquer leigo. Seus hormônios sexuais estão em constante atuação. Como qualquer pessoa, têm emoções, sentem tesão, ficam excitados e também podem ser vítimas de disfunções sexuais – e, em conseqüência dessas disfunções, podem não ter desejo, sofrer perdas eretivas etc.

Independentemente dos ambientes que freqüentamos, da nossa escolha ou vontade, estamos sempre correndo o risco de nos apaixonar por alguém, de desejar alguém. Para que isso ocorra, basta convivermos com outros seres humanos. E como em qualquer comunidade formada de humanos (e não de santos puros) era de esperar que também entre os membros de uma Igreja ou seita ocorressem relações sexuais, fosse entre pessoas de sexos opostos ou do mesmo sexo. O condenável, sem dúvida, em qualquer instituição, religiosa ou não, são os estupros, a obrigatoriedade do aborto, a pedofilia e outros transtornos sexuais.

Aliás, cada vez são mais comuns histórias e escândalos envolvendo padres que abusam sexualmente de crianças e adolescentes. E essa história da "pedofilia santa" no berço da Igreja Católica está levando muita gente a confundir as coisas. A todo momento ouvimos alguém comentar que, se o casamento entre os religiosos fosse liberado, acabaria com essa "pouca vergonha". Sou totalmente a favor do casamento ou do simples acasalamento (sem cerimônias religiosas e oficiais) entre todas as categorias de seres humanos (missionários ou não). Mas daí a dizer que estaria aí a solução é outra coisa.

A imposição de abstinência sexual não transforma ninguém em pedófilo. Em todos os setores existem pedófilos, pessoas de todas as categorias e profissões, heterossexuais ou homossexuais, casadas ou solteiras. A maioria dos pedófilos é do sexo masculino, mas não é uma patologia impossível para as mulheres.

O que muitas vezes acontece é que um pedófilo pode escolher a carreira religiosa por esta facilitar-lhe o acesso a crianças e adolescentes, ou ainda por ver na vida dedicada a Deus uma forma de curar-se da doença. Só que o desejo sexual não é assim tão fácil de controlar, e ele acaba violentando alguns de seus fiéis.

O que a Igreja e todo o mundo têm de aceitar é que essa patologia precisa ser tratada e a pessoa tem de estar sob vigília constante (chegando até ao afastamento de suas atividades, quando necessário), seja ela religiosa ou não. Isso, sim, diminuiria essa "pouca vergonha", mas não impediria de a todo momento aparecer mais um candidato ao afastamento.

Outra idéia errada que se tem quanto à imposição da abstinência sexual é que ela transforma as pessoas em homossexuais. Vale a mesma coisa que eu disse sobre a pedofilia. Em todos os setores existem homossexuais; pessoas de todas as categorias e profissões, casadas ou solteiras também podem ser homossexuais. Até mesmo pedófilos podem ser homossexuais. Aqui, porém, há uma diferença enorme. Homossexualidade não é doença, é uma orientação sexual. Um homossexual pode ser um ótimo padre, assim como um hetero. Da mesma forma um heterossexual pode ser um péssimo padre, assim como um homo.

2

Do castigo à realização

O homem não morre de forma imediata, como advertiu Deus. Como castigo, ele vive a cada momento sua morte, já que faz escolhas a cada instante da vida. O mito de Adão e Eva traz dois grandes castigos "eternos" ao ser humano: o trabalho, que obrigou o homem a cuidar de si, já que é consciente de seu passado, presente e futuro (até então Deus dava a ele tudo de "mão beijada"); e a morte, não apenas a biológica, como também a angustiante necessidade de construir seu próprio caminho.

Porém, Adão conseguiu a façanha de transformar esse "castigo" num de seus maiores recursos na busca da tão sonhada felicidade. O trabalho está de tal maneira incorporado à busca de significado para a vida e à ambição que hoje não conseguimos fazer a distinção entre carreira profissional e vida pessoal. Aliás, muitas vezes o trabalho serve como substituto do afeto. Quantas pessoas conhecemos que trabalham sem parar para não ter tempo disponível para se envolver afetivamente com alguém?

O trabalho faz parte do discurso do prazer. As empresas modernas descobriram que ao criar um ambiente confortável tornam o ofício mais parecido com o lazer, absorvem mais o funcionário. Afrouxando as normas rígidas, como a da imposição de um guarda-roupa formal, e abolindo cartão de ponto, institui-se a descontração com responsabilidade.

Sem falar na lista de benefícios para toda a família. Plano de saúde, auxílio-alimentação, auxílio-combustível são hoje pré-requisitos empresariais. As mais ousadas concedem bolsa de estudos aos filhos de Adão, flores a Eva, quando seu cônjuge trabalha demais e patrocinam as férias de toda a família em hotéis paradisíacos. A família agradece e incentiva o funcionário a permanecer no emprego. Busca-se um ambiente de trabalho mais flexível, inovador, em que as pessoas possam desenvolver suas atividades de forma mais confortável. O empregado agradece e se vê "incentivado" a vestir a camisa da "casa".

Pesquisas mostram que em empresas com essa preocupação o entusiasmo é maior, e os funcionários, que trabalham mais à vontade, rendem mais em suas funções. E o que as empresas colhem? Além de minimizar a culpa de estar impondo a Adão e Eva um ritmo de trabalho alucinante, conseguem que esses funcionários aumentem sua produtividade. Lucro. Lucro líquido. Líquido e certo.

O sociólogo italiano Domenico de Masi, conhecido pela teoria do "ócio criativo", sacudiu o mundo empresarial no final do século XX com suas idéias. Para ele, enquanto a sociedade industrial valorizava a capacidade do homem de produzir com perfeição, a sociedade pós-industrial recuperou grandes valores como a criatividade, a confiança, a ética e a emotividade, porque se preocupa mais com a produtividade das idéias. E, para tal, é preciso que haja liberdade.

Antenado 24 horas por dia no trabalho "gratificante e edificante", Adão se vê muitas vezes diante de uma incoerência: o trabalho tem de dar prazer, principalmente se ele veio de uma vocação, de um desejo. Essa obrigação pode se transformar numa fonte de estresse e frustração ou numa espécie de fuga. Produzir, produzir para poder consumir. Consumir à procura de satisfação. Querer sempre mais, por mais que já se tenha.

"Tecnologia a serviço do homem!" Sem dúvida o *slogan* ressalta quanto a tecnologia facilita a vida, traz conforto, proporciona rápido acesso ao conhecimento. Com isso, ela tem conseguido a façanha de tornar nosso tempo mais curto enquanto nos possibilita fazer mais coisas em um único dia. Passamos, então, a não suportar o que não se resolva rapidamente, num piscar de olhos, até mesmo nossos embates amorosos.

Vivemos também o *tecnostress*, uma modalidade de estresse provocada pela crescente dependência que temos da tecnologia. Adão tornou o homem maquinizado e a máquina humanizada indissolúveis numa só identidade; ou ainda ciborgue, ser híbrido de organismo e máquina.

Há quem argumente que as longas jornadas de trabalho de dez, doze horas diárias, os incentivos para trabalho em equipe e outras variáveis acabam aproximando os funcionários. Para alguns, esse ambiente oferece também a única oportunidade de viver o social, já que, ao chegar em casa, só lhes resta dormir durante as poucas horas que sobram. Aproximação inevitável, intimidade *idem*, sexo, às vezes, *ibidem*.

E a reação da cúpula, como fica? Há de tudo. Enquanto certas empresas desestimulam os relacionamentos afetivos entre seus empregados (principalmente entre chefes e subordinados), outras chegam a promover reuniões de encontros amorosos. Há instituições especializadas em marcar encontros na hora do almoço para executivos e executivas solitários. Dão uma de cupido para quem não tem tempo nem de sair da empresa para procurar sua "alma gêmea". Tudo pelo "bem-estar" de seus funcionários!

Já o não-trabalho é visto como a "sentença de morte" dos condenados à prisão que passam seus dias no ócio, nada criativo. O mesmo se diz da aposentadoria: "É a morte". Quem trabalha, então, é aquele que (ainda) não foi condenado à morte e, ironicamente, o capitalismo explora os trabalhadores até a "morte". E a cada um é dado um preço, negociado em forma de salário.

Adão e Eva trabalham, assim, ansiando ser livres, e essa liberdade vem se identificando cada vez mais com a realização pessoal, como se eles pudessem realizar-se sozinhos, apenas trabalhando.

É a velha regra do sistema. E às vezes fazemos dessa estrutura a fonte de satisfação de necessidades emocionais que poderiam ser preenchidas pelas relações humanas. Quem sabe não resida aí o verdadeiro castigo que nós, seres humanos, nos impomos, como deuses que nos sentimos, a exemplo do que fizeram Adão e Eva?

3

De justo a degenerado

A Bíblia traz ainda a história de Sodoma[3], que também é interpretada como uma sentença de morte para uma população que abusou dos pecados sexuais. Está em Gênesis e procura justificar a destruição de cidades perto do Mar Morto, região de águas muito salgadas, que contém algumas formações parecidas com corpos humanos.

A mensagem mais importante do texto original procura valorizar a hospitalidade, além de mostrar como a pessoa justa era poupada da destruição. Os moradores dessa cidade eram vistos como degenerados, desde os jovens até os mais velhos. Quase não havia pessoas justas.

A história começa com a chegada de dois forasteiros a Sodoma que, na verdade, eram dois anjos disfarçados de homens comuns. Um dos moradores, chamado Lot, parente de Abraão, acolheu-os em sua casa. O fato provocou desconfiança entre os outros cidadãos, que cercaram o local e pediram a Lot que os entregasse a eles, para que pudessem "conhecê-los". Diante da recusa de Lot em atender ao pedido, os moradores da cidade tentaram invadir a casa. Foram impedidos pelos anjos e castigados com a cegueira. Em seguida, Lot foi informado que a cidade seria destruída. Apenas Lot e suas duas filhas foram salvos.

---

3. Geralmente mencionada com Gomorra. Era uma das cinco cidades da região (Sodoma, Gomorra, Adama, Seboim, Segor) no vale do Rio Jordão, que está sujeita a terremotos.

Essa passagem se tornou polêmica porque foi erroneamente interpretada. Segundo historiadores, na Bíblia a expressão "conhecer" é usada como sinônimo de manter relações sexuais. Deduziu-se, portanto, que os moradores de Sodoma, sobretudo os homens, desejaram transar com os visitantes, o que foi interpretado como o desejo homoerótico. Daí nasceu a expressão *sodomia*, utilizada como sinônimo de perversão sexual, prática do coito anal. A homossexualidade já foi considerada crime contra a humanidade, embora fosse difícil encontrar alguém a quem o homossexual fizesse mal exclusivamente devido à sua orientação sexual.

Para a nossa sociedade, o coito anal remete ao amor homossexual, como se apenas homossexuais se permitissem praticá-lo. Na verdade, o ânus e seu contorno podem ter um papel importante na sensibilidade erótica e na relação sexual. Muitos homens têm o desejo despertado e sentem prazer ao ser tocados na região anal, mas preferem ignorar o fato e até se envergonham dele, porque "macho que é macho" tem o esfíncter insensível. Engana-se, também, quem crê que todo homossexual faz sexo anal (alguns não suportam a dor ou têm nojo) e que toda mulher também não admite ser por ali penetrada.

O ânus é uma zona erógena como qualquer outra parte do corpo. Homens homo, bi e heterossexuais relatam que, passada a dor da penetração, a pressão feita pelo pênis, ou por outro objeto, na próstata induz a uma ereção reflexa do pênis e ao prazer. Já nas mulheres, a entrada do pênis no reto faz pressão sobre o colo do útero levando à liberação de substâncias como as endorfinas e os feromônios[4], que também contribuem para a obtenção do prazer.

---

4. Endorfinas são substâncias que auxiliam na diminuição da intensidade da sensação dolorosa, ajudando na obtenção do prazer. Feromônios são substâncias de ação extracorpórea que potencializam a atratividade de quem as exala. Por exemplo, quando o macho cheira a vagina da fêmea, ele inala feromônios, o que aumenta sua excitação e seu desejo. Entre os animais, o ser humano é o que tem seu órgão vomeriano nasal mais atrofiado.

Tanto em homens quanto em mulheres, no momento da relação sexual o esfíncter anal se contrai em espasmos irregulares. Os espasmos anais passam a ser simultâneos aos da ejaculação, no caso do homem, e simultâneos às contrações do canal vaginal na hora do orgasmo, no caso da mulher.

A prática do coito anal não é uma perversão sexual ou doença, e sim uma forma de diversificar a busca do prazer, independentemente da orientação sexual. Opção que deve ser respeitada.

Parte 2

O sagrado
e o profano

4

O amor e a morte

A física nos dá uma idéia do que a junção de forças opostas pode produzir. Grosso modo, a eletricidade funciona como um sistema de forças positivas e negativas. Isoladas, elas não energizam nada, ao passo que, ao buscar unidas o equilíbrio, produzem corrente elétrica capaz de grandes proezas. No entanto, uma combinação desequilibrada entre elas pode colocar tudo a perder, escapando ao controle e queimando todo o circuito. O mais incrível é que o curto-circuito ocorre exatamente porque as energias estão à procura do equilíbrio perdido, à procura da neutralidade.

Algo semelhante ocorre com o ser humano. Em todos os níveis e em todas as fases da vida, pólos "positivos" e "negativos" coexistem e encontram correspondentes simbólicos na mitologia grega – Eros, Deus do Amor, que é o amor personificado, e Tânatos, Deus da Morte, que é o aspecto perecível e destruidor da vida. Em grego Eros significa desejar ardentemente, é o desejo dos sentidos, a energia que nos motiva a sempre caminhar para a frente, a viver. Vivemos num constante estado de conflito entre Eros e Tânatos, que são retratados por Freud como pulsão de vida e de morte.

A pulsão de vida é que leva o ser humano a buscar seu crescimento, desenvolvimento, a integrar-se, reproduzir-se. A pulsão de morte faz o movimento inverso. Leva à desintegração, à morte, e é dela que deriva nossa agressividade natural. As duas pulsões coexistem e são necessárias na construção de uma mente saudável. Precisamos buscar o crescimento, mas se não lutarmos contra os agravos, sem o vigor que nos leva ao risco, não evoluímos. O desequilíbrio entre as pulsões pode causar sofrimento. A agressividade excessiva pode provocar danos a si mesmo e aos outros, assim como o ser "bonzinho" demais. O sofrimento se manifesta tanto no plano físico quanto no mental, nas doenças e no social, por meio do isolamento.

A constante "luta" entre as pulsões é muito mais uma pressão de uma sobre a outra como iguais do que como rivais que procuram destruir-se mutuamente. Aquele que consegue reconhecer sua capacidade de odiar, de desejar mal até a quem mais ama, é capaz de controlar melhor seus impulsos destrutivos e prever quando terá atos violentos, freando-os ou amenizando-os a tempo. Do contrário, aquele que nega sua agressividade natural é mais propenso à violência.

Se pararmos para pensar um pouco na vida em família, facilmente perceberemos que é nesse núcleo que fazemos o treinamento básico e experimentamos atrações e repulsas, confortos e perigos entre aqueles que, em princípio, mais amamos – ou deveríamos amar. É uma arena onde aprendemos a enfrentar a nossa destrutividade e a dos outros. Mães, pais e filhos vivem entre si experiências de ódio e de amor a todo momento. O problema é que morrem de medo de reconhecer isso. Na verdade, preferem negar o ódio e acreditar que ali reina apenas o amor. E, dentro desse contexto, vivem se digladiando.

Muitas vezes, identificamos corretamente o desejo de aniquilar, mas não conseguimos compreender que, de fato, são mínimas as possibilidades de ver transformado esse desejo em ação. Enquanto o homem se julgar incapaz de limitar ou prevenir a violência, é "bom" para sua estabilidade emocional não se tornar consciente demais da possibilidade de ser destrutivo. Ele nega as realidades da violência porque não pode suportar sua própria destrutividade.

E, quando temos pensamentos destrutivos, vem a culpa junto da incapacidade de distinguir pensamentos proibidos de ações proibidas. Nossa consciência nos condena cruelmente por desejarmos a morte do outro em momentos de raiva ou grandes decepções, por exemplo. São pensamentos que, de alguma forma, envolvem violência e morte e nos fazem corar só de pensar, sentir culpa e medo também. Existem ainda os que precisam estar doentes para se sentir amados ou perdoados. Esperam que as pessoas mais próximas se envolvam com sua dor, e elas o fazem, muitas vezes, involuntariamente, senão vem a culpa.

Também nos sentimos culpados, envergonhados e com medo das nossas fantasias, dos nossos desejos proibidos de sexo. Fantasias sexuais nos enrubescem e provocam sentimento de culpa; fantasias de violência e morte nos fazem corar, nos sentir culpados, e desencadeiam grandes medos.

Fomos treinados para viver julgando sempre o que é certo e o que é errado e, se "erramos", sentimo-nos culpados. Na verdade, sentimo-nos responsáveis pelo fato de não sermos perfeitos. Sentimo-nos culpados por termos falhado com quem amamos.

Ouvimos pessoas se queixar de que o pessoal da família continua viajando nos finais de semana, ou indo a teatros e cinemas enquanto elas sofrem. "Eles nem sequer telefonam", indignam-se. Culpam os familiares por se divertirem, enquanto alguém em casa está sozinho, sem ninguém para cuidar deles.

Segundo os clássicos dicionários de filosofia, cuidado deriva do latim *cura*. Essa palavra é um sinônimo erudito de *cuidado*. Em sua forma mais antiga, cura em latim se escrevia *coera* e era empregada num contexto de relações de amor e de amizade. Expressava a atitude de desvelo, de preocupação e de inquietação pela pessoa amada, e não renúncia.

Sexualidade na doença

Lembrando das vezes em que estivemos acamados, podemos ter uma idéia do que uma pessoa enferma espera da outra com respeito às trocas afetivas. Agora podemos imaginar quando um dos parceiros se encontra em fase terminal. Dificilmente ele estará em condições de manter uma relação sexual. Às vezes, além dos incômodos físicos, a dor psicológica é tão grande que a pessoa pode se sentir desrespeitada e agredida ao ser procurada para uma relação. A pessoa está vivendo uma fase de questionamento da vida e da morte, ficando o sexo em outro plano.

O parceiro do enfermo se dessexualiza, dependendo principalmente do nível de envolvimento do casal antes da doença, e sofre uma enorme culpa se, em algum momento, tem desejos sexuais, se sente atraído pelo cônjuge, mesmo doente, ou por qualquer outra pessoa. "Como você pode pensar e querer essas coisas nessa altura dos acontecimentos?", reprime-se e é reprimido. Como se o desejo e a atração sexual fossem movidos à pilha e possíveis de ser desligados, conforme nossa conveniência (e a dos outros).

Na verdade nada impede que o casal continue relacionando-se intimamente. Relacionar-se significa fazer uma conexão entre duas grandezas, o conviver e o contato sexual, a comunicação nos sentidos verbal, tátil e emocional. A experiência amorosa não deveria restringir-se à relação sexual. A tendência que temos de nos concentrar nos genitais empobrece muito as chances de aproveitamento das sensações de prazer.

Algumas doenças são representadas socialmente como verdadeiras condenações à morte e à abstinência sexual: a Aids, o câncer (em especial o genital e o mamário), as cardiopatias, a lesão medular e o diabetes.

Pense: quando se fala em sexo e morte o que vem à mente da maioria das pessoas? Aids. As primeiras campanhas de prevenção à síndrome veiculadas pela mídia na década de 1980 traziam o portador do HIV com a cara da morte, reforçando a imagem apavorante da síndrome. "Aids Mata" era um *slogan* comum facilmente traduzido pelo imaginário social como "Sexo Mata". Mais uma vez ficou provado que campanhas publicitárias dessa natureza não modificam a estrutura psíquica do homem. Teria sido mais produtivo enfatizar, desde o início, que a Aids era uma realidade possível de ser enfrentada com a prevenção e não ter ficado preso ao mito de que essa síndrome estava diretamente ligada à sexualidade destrutiva.

A Aids deixou de ser um fenômeno restrito aos homossexuais, hemofílicos, usuários de drogas e pessoas que fizeram transfusão de sangue para entrar no conjunto da população. A contaminação está crescendo entre as mulheres casadas, de vida sexual estável com um único parceiro. Mesmo assim, continua associada à vivência de uma sexualidade ilícita, suja e vergonhosa, à promiscuidade, dependência de drogas e morte, questões carregadas de angústia e preconceitos.

Quando escuto os adolescentes, nas escolas, e os adultos, nos ambulatórios, falarem sobre o medo da Aids, vejo que esse sentimento baseia-se muito mais na preocupação de todos ficarem sabendo que eles fizeram "algo errado" do que nos transtornos que a doença em si possa trazer à saúde. A transmissão sexual da Aids é considerada, pela maioria das pessoas, uma calamidade pela qual a própria vítima é a maior responsável, é mais censurada do que as outras por ser vista como uma doença causada pelos excessos (ou pelas displicências) e perversões sexuais. E isso nossa sociedade não aceita. As epidemias, no imaginário social, são consideradas pestes. As ocorrências de doenças coletivas são encaradas como castigos impostos, e é comum a sociedade dar razão à punição.

A maioria dos portadores do HIV sabe, ou pensa saber, como contraiu o vírus. Em contrapartida, as pessoas, de maneira geral, têm uma capacidade ilimitada de concluir sobre o que, na verdade, aconteceu: "Qual será realmente a orientação sexual dele? Terá ela mantido relações extraconjugais? Será viciado em drogas?". Não escapam sequer os que foram contaminados numa transfusão de sangue; sobre eles a hipocrisia social sempre deposita uma suspeita: "Será que foi transfusão de sangue mesmo?".

Escutei de alguns portadores de HIV que, quando tinham controle sobre a síndrome (estavam assintomáticos) e haviam conseguido reestruturar sua energia física, deparavam com a necessidade e o desejo de se relacionar sexualmente; então, o medo, a incerteza e a insegurança eram enormes: "Quem vai me querer e aceitar? Serei capaz de despertar desejos sexuais em alguém, logo eu, que trago na sexualidade a chama acesa da morte? Qual o melhor momento para contar o meu problema? Será que na hora H darei conta do recado? Poderei ter filhos?".

É preciso ter consciência de que ser portador do HIV sintomático ou assintomático não impossibilita ninguém de amar. O que acontece é que o preconceito social e, às vezes, o dos próprios atingidos tenta impedi-los de amar e até de ser amados, levando-os à morte social e sexual, a uma vida voltada para a morte.

Preocupados, discutimos muito mais a questão da morte pela Aids que a questão da vida com Aids. É justo que portadores de HIV renunciem ao direito reprodutivo, por exemplo? O portador de HIV e o doente de Aids estão longe de ser pessoas que se preocupam apenas com a morte. Eles também querem o direito à vida.

"Quem gosta de si usa camisinha", "Quem é responsável usa camisinha" ou "Quem ama usa camisinha" são *slogans* comuns em tempos de Aids e de "sexualidade liberada". Mas pergunto: a auto-estima, o amor e a responsabilidade serão assim tão reducionistas e limitados? Pensando dessa forma não estaríamos deslocando a afetividade para o sexo, para um látex protetor? E a confiança que mantém o amor, como fica? Será assim tão fácil introduzir a camisinha como prevenção à Aids em um casamento? Será que cabe ao preservativo a tarefa de proteger a relação? Não seria a camisinha apenas um invólucro utilitário, uma proteção sem aspirações a ser um "artefato de amor" ou "demonstrativo de responsabilidade absoluta"? Penso que o preservativo não tem outro significado senão servir para evitar a gravidez e uma contaminação virótica ou bacteriana e, como tal, deve ser recomendado.

A associação entre o câncer e a morte também é demasiado forte em nossa cultura. Por muito tempo, essa foi uma moléstia incurável e, ainda hoje, os que já tiveram um câncer erradicado trazem a sensação de que, a qualquer momento, a qualquer sinal de ferida ou de uma simples febre, eles correm o risco de morrer. De câncer.

Boa parte da literatura médica e psicológica faz referências ao câncer como uma doença de fundo emocional. Aliás, ao lado da Aids, trata-se da doença que, no imaginário social, mais culpabiliza seus portadores. Segundo teorias médicas, as células cancerosas podem estar presentes em nós todos, o tempo todo, embora sua função natural, se existente, seja desconhecida. Sabe-se que, em certas circunstâncias, essas células desenvolvem processos de crescimento descontrolados e transformam-se em destruidoras de vida. Pesquisadores detectaram que, em pessoas sadias, há forças que contra-atacam as células cancerosas, evitando que se descontrolem.

Acredita-se que as pessoas têm câncer quando algum processo destruiu esse controle ou essa ação de policiamento. O processo pode ser, principalmente, o estresse, hábitos pessoais e traços de personalidade. Em muitos casos, o que desencadeia a doença é ainda uma incógnita. Mas há uma série de fatores de risco: exposição à radioatividade, o tabagismo e o alcoolismo, assim como a gravidez ou menarca (primeira menstruação) tardias, entre outros.

É um mito acreditar que o câncer é uma doença a que são suscetíveis apenas os psicologicamente derrotados, os introvertidos, os reprimidos – em particular os que reprimem a raiva ou os impulsos sexuais. Na verdade, entre aqueles nos quais a doença se manifesta, existem os que lutam para continuar vivendo bem e os que passam a ter um comportamento canceroso, que entregam sua vida à moléstia.

Uma das saídas para todos seria observar a forma como conduzem seu cotidiano, seus problemas, suas angústias, seus desejos, e buscar métodos mais eficazes para enfrentar a vida, em lugar de abrir mão dela. Mudar num mundo que não muda. Remodelar os pensamentos e atos de forma positiva e não esperar novas atitudes daqueles com quem convivem. Substituir a desesperança pela esperança.

O câncer é a segunda doença que mais mata no país. O mais incrível é que, se tratada no início, a chance de sobrevida é de 80%. O problema é que, muitas vezes, ele nem é diagnosticado. Acredita-se que 60% dos casos que chegam aos centros especializados em câncer no Brasil já passaram por algum médico sem que qualquer tipo de tratamento cancerológico fosse providenciado.

A maioria dos currículos das escolas de medicina do país não tem a oncologia como uma disciplina específica, nem alas da especialidade nos hospitais universitários para que os alunos se defrontem com a doença. A maioria dos médicos se forma sabendo pouco sobre câncer, suas terapêuticas, radiologia, quimioterapia e fatores de risco. O próprio falido sistema de saúde pública atrapalha. Passam-se meses até se conseguir fazer os exames, dando tempo à doença de avançar. A ação preventiva, no caso do câncer, separa a vida da morte.

Os cânceres nos genitais, em ambos os sexos, e na mama feminina são objeto de estudos não apenas por serem moléstias malignas. Eles influenciam diretamente o exercício da sexualidade humana. Uma mastectomia (cirurgia para retirada da mama) parcial ou radical, recomendada nos casos de câncer de mama, em geral, mexe muito com a identidade e a estética feminina. Perder parte do corpo é perder mais do que uma parte física: é uma ameaça à percepção essencial de si mesma. A falta da mama quebra a harmonia de um quadro já delineado na mente masculina e feminina como fator de excitação sexual; é nela que está uma grande parte do poder de atração de Eva. O impacto sexual causado pela retirada do órgão depende do casal e do envolvimento afetivo anterior à cirurgia.

O câncer de mama é o de maior incidência entre as mulheres brasileiras. Impressiona saber que ele tem cura, desde que descoberto a tempo. Por isso se insiste tanto no auto-exame. O ideal é que a mulher adulta toque as mamas com a ponta dos dedos todo mês após a menstruação procurando por caroços ou outras alterações. Quem já passou pela menopausa deve fazer o auto-exame sempre no mesmo dia do mês.

Um ato em princípio tão simples, fácil e de custo zero é, na verdade, carregado de dificuldades. Primeira: a mulher não tem o hábito de se tocar, de procurar conhecer o próprio corpo. Segunda: visto que o câncer de mama não costuma apresentar sintomas incômodos, como dor, a mulher nem se lembra de fazer o exame. Além disso, como se associa o câncer à morte, muitas mulheres preferem nem pensar na possibilidade de tê-lo. Então para que procurá-lo?

Quando vão ao ginecologista, as mulheres acima de 35 anos recebem um pedido de mamografia, exame que detecta doenças nas mamas e é considerado, a partir dessa idade, de rotina. Mas, se a simples possibilidade de ter um tumor já apavora, imagine quando o exame confirma o diagnóstico? É muito difícil para a mulher processar uma idéia que ela não percebe em seu corpo. "Como minha mama pode ter problemas, se eu não os sinto?"

Os seios e os mamilos são fontes de prazer sexual para a maioria das mulheres. Algumas alcançam o orgasmo pela simples manipulação das mamas. Em outras, a estimulação aumenta a excitação sexual. Pacientes relatam que depois que a mama é removida com cirurgia, algumas ainda sentem prazer nas carícias feitas sobre a cicatriz; outras preferem não ser tocadas na área. Algumas se sentem melhor após a cirurgia de reconstrução da mama, apesar de muitas das sensações de prazer sobre os mamilos não serem mais percebidas. Já as sensações da pele podem retornar parcialmente. Outras mulheres optam pela utilização de um sutiã com prótese ou enchimento.

Outro câncer feminino de grande incidência é o de colo do útero. Atualmente, são diagnosticados 500 mil novos casos em todo o mundo. É uma doença de evolução lenta. Estudos sugerem que uma célula normal leva anos para se transformar em uma lesão pré-tumoral. Dessa forma, os exames preventivos têm importância inquestionável. Contudo, embora tenha sido um dos primeiros países a adotar o exame de Papanicolau como método preventivo contra o câncer de colo do útero, infelizmente o Brasil apresenta uma das maiores taxas de incidência e mortalidade desse tipo de tumor.

O papiloma vírus humano (HPV) é a principal causa do câncer de colo do útero[5], sendo transmitido pelo contato sexual. Enquanto alguns deles causam apenas verrugas comuns no corpo, outros infectam a região genital, e se não tratadas a tempo se transformam em lesão, podendo evoluir para um tumor maligno no colo do útero. Dos mais de setenta tipos de HPV existentes, já se sabe que pelo menos três são oncogênicos.

Homens e mulheres com lesões são transmissores, destacando-se que nas mulheres o risco de câncer é muito maior. A pessoa contaminada pode eliminar naturalmente o vírus sem desencadear a doença. O vírus pode também ficar latente, sem ser transmitido ou eliminado, até que uma queda prolongada de resistência crie condições para o surgimento da lesão.

Por ser sexualmente transmissível, o HPV reforça o mito de que o câncer é uma doença sexualmente transmissível e faz que muitas pessoas evitem manter relações sexuais com portadores de tumores genitais. Os cânceres de útero levam, com freqüência, à retirada total do órgão, cirurgia denominada *histerectomia*, que tira da mulher a capacidade de engravidar – situação registrada por muitas como a perda de sua função principal no mundo: a reprodução ("Sem esta possibilidade não tenho mais razão de ser!").

O homem pode perceber modificações anatômicas quando volta a manter relações sexuais com a parceira, agora histerectomizada. Muitos se assustam, dizem que a mulher está "vazia", "oca" por dentro, pois não sentem mais o pênis batendo no colo do útero. Cabe ao médico explicar ao casal que as modificações anatômicas nem sempre implicam a redução do prazer de nenhum dos dois.

---

5. Na maior parte das vezes, a infecção por HPV não apresenta sintomas. A mulher pode sentir uma leve coceira, ter dor durante a relação sexual ou notar um corrimento. O mais comum é que ela não perceba qualquer alteração no corpo. Geralmente essa infecção não resulta em câncer, mas já foi comprovado que a maioria das mulheres que teve câncer de colo uterino foi infectada por esse vírus.

Existe também, em menor incidência, o câncer de vulva. Como tratamento, costuma-se recorrer à vulvetomia radical: a retirada da vulva, dos pequenos e grandes lábios e do clitóris. É uma cirurgia que mexe muito com os padrões da estética feminina e pode prejudicar a obtenção do prazer da mulher, principalmente se o clitóris era, para ela, uma importante área de estimulação e prazer sexual. Quando se retiram também os gânglios linfáticos da região, pode haver dor durante a relação sexual.

Quando é preciso proceder à remoção total ou parcial do canal vaginal, seja por câncer na vagina ou na bexiga, a relação sexual com penetração fica praticamente impossível – a não ser quando se opta pela reconstrução vaginal. Já a retirada dos ovários pode levar ao surgimento de ondas de calor e à secura vaginal – o que não necessariamente prejudica o desempenho da mulher. Terapias de reposição hormonal e uso de gel lubrificante ajudam bastante na busca da satisfação sexual.

No caso do homem, a penectomia, cirurgia para retirada do pênis, traz conseqüências dolorosas, pois ele passa a conviver com a falta do símbolo maior de sua masculinidade. Porém, o câncer genital masculino mais freqüente é o da próstata[6]. Em algumas estatísticas, na faixa etária de cinqüenta anos ou mais, o câncer de próstata só perde para o de pele; em outras, só perde para o de pulmão.

Ele não apresenta sintomas em sua fase inicial. Mas o crescimento do tumor leva à compressão da bexiga e à dificuldade de urinar. Surgem sangramento urinário, dores ósseas e emagrecimento, o que pode levar à retirada da próstata. O diagnóstico preciso do câncer deve ser feito mediante uma biópsia. A prostatectomia pode ser parcial ou total.

---

6. Hormônios masculinos podem fazer que a próstata cresça (hiperplasia) com o passar dos anos. Cerca de 27% a 47% dos homens com mais de setenta anos têm a próstata aumentada, o que pode ocasionar dificuldade para urinar, problema tratado, na maioria das vezes, com drogas para relaxar a musculatura da próstata, melhorando o fluxo da urina pela uretra. Em alguns casos, se faz uma cirurgia para a redução do tamanho do órgão.

Como a próstata exerce importante função na resposta sexual masculina, sua retirada interfere na ejaculação e pode afetar a ereção peniana em virtude da cirurgia.

O sêmen é o conjunto dos líquidos produzidos na vesícula seminal e na próstata, que conduz os espermatozóides. Sem a próstata, o homem tem uma ejaculação retrógrada, ou seja, os espermatozóides se dirigem para a bexiga, sendo eliminados pela urina.

Dependendo da quantidade de terminações nervosas lesadas com a retirada do órgão, a ereção pode ocorrer parcialmente ou nem ocorrer. Intervenções cirúrgicas na região podem danificar os nervos que controlam o fluxo sanguíneo para o pênis.

O câncer de próstata pode e deve ser evitado. Os exames devem ser feitos, anualmente, nos homens a partir dos 50 anos. O urologista, proctologista ou geriatra pede que seja feito um exame que detecta o nível de PSA no sangue. O PSA é uma proteína liberada na circulação sanguínea tanto pelo tecido normal da próstata quanto pelas células malignas prostáticas. Seu nível costuma ser mais elevado quando há um tumor.

Esse exame de sangue detecta o câncer antes que o homem tenha sintomas urinários ou que a próstata comece a crescer devido à presença do tumor (e, em, conseqüência, seja detectado pelo toque retal feito pelo médico). Porém, não se pode confiar plenamente nos resultados do exame, porque até 20% dos homens com câncer de próstata apresentam valores de PSA dentro da faixa de normalidade.

A próstata é alcançada pelo especialista por meio do toque retal ou visualizada por ultra-som feito com uma sonda introduzida no reto, mas a maioria dos homens evita fazer o exame. Como resultado desse preconceito, quando há câncer, ele é descoberto tarde demais.

Após a cirurgia ginecológica ou urológica, o(a) paciente se sente mutilado(a). "Como vou apresentar meu corpo a meu parceiro? Como poderei fazer-me bonito(a) de novo? Como poderei me sentir bonito(a) de novo? Como será que ele(a) vai me ver? Ele(a) conseguirá me tocar? E como *eu* vou me sentir?" É um constrangimento a dois, porém possível de ser trabalhado e solucionado.

Falta também à medicina evoluir, principalmente no que tange ao relacionamento médico–paciente, para amortecer o impacto dessas intervenções sobre o corpo e a mente dos pacientes ajudando a reduzir o mito de que a doença e as cirurgias são o caminho para a morte social e sexual.

A colocação de prótese mamária ou peniana e os tratamentos adequados de reposição hormonal têm, entre seus maiores e mais nobres objetivos, a finalidade de mudar o enfoque do paciente quanto a seu futuro: de uma preparação para morrer para uma preparação para viver. Porém, tratar as seqüelas emocionais infelizmente ainda não está entre as prioridades. Mesmo quando não existem recursos medicamentosos ou cirúrgicos, é possível obter um exercício prazeroso da sexualidade – desde que homens e mulheres aprendam a "desgenitalizar" o sexo.

No caso do portador de uma lesão medular, ele é visto, de modo geral, como deficiente, como uma pessoa digna de piedade, incapaz de participar da vida social e de conviver com naturalidade entre os "normais". Quando se trata dos relacionamentos afetivos mais íntimos, é considerado ainda mais incapaz; sempre é visto como um impotente, no sentido literal, sem nenhuma possibilidade. Isso porque a sociedade vincula a sexualidade muito mais à genitalidade que a qualquer outra forma de contato corporal.

O orgasmo, atingido pela estimulação do prepúcio ou da glande, do clitóris, ou pela fricção no canal vaginal, é considerado a meta a ser atingida numa relação sexual. O lesado medular, por perder a sensibilidade e/ou a motricidade abaixo do nível medular afetado, passa a ser visto como um parceiro inaceitável para uma relação sexual.

Irreversíveis e permanentes, as conseqüências físicas da lesão medular consistem em paralisia das extremidades, alterações da sensibilidade, falta de controle total sobre os esfíncteres, transtornos no sistema nervoso autônomo e alterações nos componentes da sexualidade e da fertilidade.

Dependendo do nível da lesão, a ejaculação e a ereção ficam prejudicadas. A infertilidade é mais freqüente nos homens. A mulher pode apresentar pouca lubrificação vaginal, que pode ser remediada com recursos medicamentosos ou uso de gel lubrificante. Os avanços da medicina também têm possibilitado reduzir algumas limitações, como a falta de ereção masculina, por meio de medicamentos, procedimentos cirúrgicos e diversos equipamentos. Pena que nos esqueçamos de que tanto homens como mulheres, com ou sem lesão, podem ser estimulados sensual e sexualmente por fantasias, pensamentos, sentimentos, imagens, odores, sons, toques, palavras, sussurros etc.

Prevalece o estereótipo de masculinidade baseado na idéia de força, virilidade, agressão, dominação física e ereção; e o de feminilidade, na sensualidade, no corpo bem delineado de porte elegante, frágil e doce. São representações que, na maioria das vezes, não fazem parte da nova imagem corporal do lesado medular.

Os pontos básicos para o reequilíbrio passam pela elaboração de uma nova imagem de si (lamentar-se e revoltar-se de nada adianta), pela construção ou recuperação da auto-estima e pela procura de novas formas de prazer. Romper os tabus já introjetados, adaptar-se às limitações físicas, buscar alternativas para obtenção de prazer, diminuir a ansiedade em relação ao "bom" desempenho sexual.

Fácil falar? Utopia? Talvez. Assim como é fácil dizer que a sociedade deveria ter posturas menos preconceituosas. As mudanças sociais e culturais são mais lentas, enquanto as individuais podem ser efetivadas no curso de uma vida, sobretudo quando se busca qualidade para essa vida.

Especialistas afirmam que em poucos campos da medicina o efeito da doença sobre a função sexual é tão pronunciado como no paciente cardiopata. Ao enfrentar a doença, de início, seus pensamentos convergem para a questão da sobrevivência. Passada essa fase, porém, surgem dúvidas cruciais sobre a convivência com a cardiopatia e sua nova vida sexual.

É muito difundido o mito de que pessoas doentes do coração têm de ser sexualmente inativas, presumindo-se ser a abstinência um fator importante para a saúde cardiovascular. Outro mito refere-se à possibilidade de ocorrer morte súbita durante o ato sexual.

Uma das razões que alimentam essas crenças é que o médico costuma não orientar de forma adequada seu paciente. Muitos cardiologistas, ainda hoje, se limitam a fornecer-lhe informações sobre medicação, dieta, retorno ao trabalho, exercícios físicos, prognóstico, porém, nada dizem especificamente sobre a atividade sexual. E o paciente tem vergonha de perguntar.

O resultado é a limitação e, em vários casos, chega-se a evitar por completo o contato sexual. Alguns cardiopatas mal podem imaginar que o reinício das relações sexuais em muito pode contribuir para que os pacientes readquiram a autoconfiança e a sensação de saúde restabelecida.

Estudos envolvendo indivíduos sadios demonstram que durante a atividade sexual há acentuado aumento na freqüência cardíaca e na pressão arterial respiratória em ambos os sexos. Outras pesquisas detectaram que, em pacientes coronários, o coito com o(a) parceiro(a) habitual impõe modesto gasto metabólico, ao contrário do coito extraconjugal, no qual se registra maior nível de ansiedade.

A orientação acerca do retorno à atividade sexual deve ser marcada pelo respeito à singularidade do paciente e depende do conhecimento sobre seu padrão sexual anterior à cardiopatia. Esse conhecimento inclui dados sobre a freqüência do ato sexual e possíveis peculiaridades ou disfunções integrantes da relação. Em alguns casos, é importante reassegurar ao paciente que a atividade sexual não só é possível como também livre de risco adicional, além de benéfica para o restabelecimento de sua auto-estima.

A hipertensão arterial também pode trazer problemas na ereção peniana, por esta ser um processo neurovascular. O hipertenso de longa data corre sérios riscos de ter uma lesão em nível funcional que não regenera, ficando a ereção gravemente comprometida. Muitas vezes, as dificuldades são pioradas pelos medicamentos utilizados para controlar a doença, remédios esses que podem ser "broxantes".

Medicamentos antidepressivos, em sua maioria, influenciam negativamente a resposta sexual humana. É preciso que o médico, ao receitá-los, explique isso ao paciente. É importante que paciente e médico discutam os benefícios e os efeitos colaterais dos tratamentos, não deixando de incluir nesse diálogo que ereção não é condição *sine qua non* para a obtenção do prazer sexual. Uma terapia é indicada, na maioria dos casos, quando é possível trabalhar não o desempenho sexual, mas a expectativa que se terá em relação ao sexo.

O *diabetes mellitus* é considerado hoje, pela Organização Mundial de Saúde (OMS), a terceira maior causa de mortalidade no mundo, perdendo apenas para as doenças cardiovasculares e para o câncer. Os dois tipos principais de diabetes são o tipo 1, que acomete sobretudo crianças e adolescentes; e o tipo 2, que na maioria dos casos atinge adultos após os quarenta anos. O tratamento da doença geralmente é iniciado com controle alimentar e atividade física, além da aplicação de insulina, para o tipo 1, e com o uso de comprimidos, para o tipo 2.

Alguns dos pacientes diabéticos, em geral do tipo 2, descobrem-se vítimas da doença quando são acometidos por dificuldades visuais, renais e até mesmo disfunções eréteis.

A disfunção erétil pode ocorrer, normalmente, em como conseqüência de problemas neurológicos e vasculares que interferem de forma inadequada na transmissão e na resposta aos estímulos sexuais recebidos. O diabético pode ter problemas nas artérias responsáveis pelo transporte de sangue aos corpos cavernosos do pênis. Com isso, o órgão apresenta menor vascularização e tem reduzida sua capacidade de se inchar e obter a rigidez necessária para a ereção total.

É um problema progressivo que pode piorar quando o paciente é negligente quanto aos cuidados com as taxas glicêmicas, injeções de insulina e outros procedimentos necessários para o controle da doença.

Existe uma série de procedimentos capazes de minimizar o problema da disfunção erétil de fundo orgânico. Dependendo do caso, pode-se optar pela colocação de prótese peniana ou pela utilização de substâncias químicas, como injeções à base de vasoativadores ou drogas administradas por via oral que permitam a vasodilatação das artérias e favoreçam a ereção. É possível ainda recorrer-se à instalação de um aparelho de vácuo, na base do pênis, que estimula a circulação arterial peniana.

É importante salientar que o diabetes não provoca queda de desejo sexual; porém, a possibilidade de vir a ter uma disfunção erétil leva vários diabéticos a desenvolver uma disfunção sexual de fundo psicológico.

O quadro pode se agravar quando o diabético tem sua auto-estima abalada pela perda parcial ou total da visão, pela disfunção renal, pelas ameaças de amputações, pelo emagrecimento ou pela obesidade relacionados à doença, que afetam diretamente sua auto-imagem.

No caso das mulheres, estudos mostram maior incidência de anorgasmia (ausência de orgasmo), dispareunia (dor na hora da penetração vaginal) e redução do desejo sexual nas que têm *diabetes mellitus* tipo 2 devido a um comprometimento vascular. Porém, elas poderão ter relações sexuais satisfatórias se a penetração vaginal for precedida de um período mais longo de preliminares e ocorrer quando a mulher estiver muito excitada.

5

O desejo
e a sedução

O desejo sexual ainda é um terreno pouco dominado – ou mesmo conhecido – pelo homem. Entendemos o mecanismo de atuação dos hormônios que agem em sua função. Somos capazes de reconhecer situações que podem desencadear o processo: ver alguém ou alguma coisa, o cheiro, o toque, um som, uma palavra, a imaginação, uma lembrança, o gosto, tudo isso e muito mais pode fazer que o estado de equilíbrio seja quebrado e o desejo se instale a ponto de o corpo reagir aos estímulos. Se ele é alimentado, vem a excitação.

Desejar é o primeiro – e mais intrigante – passo da resposta sexual humana. A indústria farmacêutica ganha fortunas com drogas pró-sexuais que podem contribuir para uma relação sexual satisfatória atuando em algum ponto de ativação do prazer. Mas não houve quem descobrisse o medicamento do desejo, capaz de funcionar como um botão de ativação. Existe, sim, o efeito contrário: drogas indicadas para reduzir a libido. Contudo, ainda não se conseguiu sintetizar o efeito que o homem tanto procura, algo capaz de tirá-lo do ponto zero.

É interessante observar alguns discursos de pessoas que se uniram "por amor" com "a melhor pessoa do mundo", mas não conseguem entender por que não têm desejo sexual pelo cônjuge. Para muitas, o simples fato de "gostar de verdade de alguém", admirá-lo como profissional, companheiro ou amigo, quer dizer que como conseqüência poderão, ou um dia conseguirão, ser adequados sexualmente. O amor é pretensioso! Julga-se capaz de ultrapassar o erotismo, chegando a se acomodar quando o desejo se ausenta. Há também aqueles que, por se darem bem na cama, acham que conseguirão conviver bem, dia após dia, sob o mesmo teto.

Já vi inúmeras pessoas, sobretudo mulheres, com dificuldades sexuais no casamento e que acabaram descobrindo que se casaram por conveniência, para sair de casa, para não ficar só, porque o outro dava segurança e compreendia os problemas, as falhas, as deficiências. Algumas conseguem verbalizar: "Eu preciso aprender a desejar, a ter tesão pelo meu parceiro. É o mínimo que devo a ele".

Muitos sonham em poder escolher seu parceiro exclusivamente por suas qualidades morais e afetivas, mas se vêem atraídos por alguém de comportamento duvidoso. De um lado está Adão, que gosta muito de Eva, a compreende, está sempre presente, não quer sair de seu lado. Do outro está Manuel, um tanto quanto farrista, boêmio, que de vez em quando some sem deixar rastro, surgindo de repente com aquela conversa mansa mas sedutora. Eva se sente segura com Adão, mas o Manuel... Ah! O Manuel... É por ele que ela tem tesão. São incontáveis as pessoas que se sentem culpadas porque não conseguem amar e se sentir atraídas por esta ou aquela pessoa.

As Evas costumam procurar tratamento quando estão com dificuldades sexuais em seus casamentos com Adãos, acreditando que o desejo é apenas intelectual. Em vários casos o desejo pode se desenvolver, sim, mesmo depois de anos de convivência entre os parceiros, mas vai depender de que fatores levaram à sua ausência.

E como Adão também desejaria poder controlá-lo! Escolher a melhor Eva, a mais fiel, aquela que atendesse a todas as suas expectativas e vontades e para completar, é claro, correspondesse às suas fantasias sexuais.

Grosso modo, para o homem, a fidelidade aparece como uma espécie de renúncia ao desejo; para a mulher, é sinal de amor puro, único, uma negação ao desejo, da possibilidade de ele vir sem que haja amor. Por isso, para elas, se há amor, deveria haver desejo; o amor é uma espécie de álibi que justifica o desejo. Mas, ao mesmo tempo, elas se deliciam ao se ver desejadas pelos assobios excitados que lhes são dirigidos nas ruas, sentem-se lisonjeadas quando caem sobre elas olhares penetrantes. No entanto, preferem encobrir a sua condição de indutoras e carentes desse desejo. Talvez porque ele seja apenas carnal, o que não combina com a imagem da mulher: fonte inesgotável de dádivas, capaz de distribuir seu amor pelo lar que é constituído por seus filhos e seu marido.

E para ser verdadeiro, profundo, esse amor mata as paixões: mãe não tem ambição, não deseja seduzir. E também dificilmente é seduzida pelos homens, porque amor sublime não combina com atração sexual. Deve ser desinteressado. Por isso, o amor ainda ocupa menos lugar que os filhos e as obrigações domésticas.

Mas quando se trata dos sonhos... Ah! Que mulher não sonha com uma grande paixão, não deseja viver um intenso amor, não necessariamente com um príncipe encantado, mas com alguém que tenha magnetismo suficiente para fazê-la largar tudo para ir ao seu encontro, ao menos naquele momento. Mesmo o amor dos sonhos é, sobretudo, romântico.

Não é à toa que a indústria editorial, desde o século XIX, vem investindo na literatura romântica, em revistas, pequenos livros, folhetins voltados para as mulheres. São cenas de paixão, às vezes dramalhões, amores à primeira vista nem sempre pudicos e corretos. As histórias entram na vida dos casais, sofrem, traem, vivem os sonhos femininos do amor. Para elas, desenvolveu-se a literatura do coração, água-com-açúcar. E não poderia ter dado noutra: a ideologia identifica a felicidade feminina com a realização amorosa que só é plena, é claro, se esse amor der frutos, procriar.

Está certo que as mulheres, aos poucos, estão tomando distância da linguagem romântica. Elas estão aceitando cada vez menos sacrificar seus estudos e sua carreira pela felicidade no altar, não abrem mão do direito adquirido de ter uma vida sexual antes ou fora do casamento, não vêem mais a perda da virgindade nem a "produção independente" de uma mãe solteira como parâmetro de má conduta moral, o que não quer dizer que as desigualdades amorosas entre os sexos tenham desaparecido.

Elas continuam sonhando com o grande amor (e cobrando dos homens por eles fugirem da entrega total), mesmo que seja fora do casamento. Fazer amor sem amar o parceiro tem deixado de ser um tabu feminino, mas as mulheres ainda permanecem ligadas a um erotismo sentimental e mostram-se menos colecionadoras de casos que os homens. Quanto mais as mulheres se tornam independentes, menos aceitam um casamento desmoronado, sem carinho, sem proximidade e cumplicidade. Já não se identifica tanto independência com solidão. A atual cultura individualista tem aqui um grande mérito: a mulher está mais exigente em relação ao outro e suporta menos uma estrutura de vida amorosa insatisfatória. Mas permanece sonhadora, romântica.

Ainda há uma distância entre o que as mulheres desejam nos sonhos e o que conquistaram efetivamente. É claro que muito se evoluiu desde os tempos em que a mulher era prometida e dada a um homem. Mas, de certa forma, ela colabora para manter a tradição de ser escolhida e não de escolher porque, em matéria de sedução, ainda cabe ao homem tomar a iniciativa, fazer a corte. E à mulher, esperar. Só que ela não espera mais dormindo aprisionada na torre de um castelo. Hoje ela espera à mesa de um bar ou encostada num carro, concedendo aos homens eventuais sinais de sedução como decotes, cruzadas de pernas, olhares insinuantes. Aguarda enquanto dá ao homem a responsabilidade do telefonema para chamar para sair ou espera que ele a convide para dançar.

Um dos desafios do desejo talvez esteja na forma como fazemos nossas escolhas, o que há por trás delas, o que nos atrai em uma pessoa. Conheci uma mulher que por muitos anos viveu um romance com um bissexual. Desde o início ela sabia, mas no fundo achava que ele poderia desejar apenas a ela, independentemente de ela ser apenas mulher. Por um tempo ele também acreditou nisso. Acreditaram que a partir do casamento ele seria fiel tanto ao desejo heterossexual quanto à pessoa amada. Casaram-se, tiveram filhos, mas a atração que ele sentia também pelo sexo masculino acabou reaparecendo. Quando vejo situações assim, o que questiono não é o desejo dele, mas o dela.

Recomendo ao leitor interessado em se aprofundar nessa questão assistir a dois filmes: *Meninos não choram* (Kimberly Peirce/EUA/1999)[7] e *Traídos pelo desejo* (Neil Jordan/Inglaterra/1992). *Meninos não choram* é uma história real, passada nos EUA, que relata a vida de uma garota de 21 anos, Teena Brandon, que, ao assumir seu desejo homossexual, passa a se comportar, se vestir e agir como homem, adotando nova identidade, Brandon. Na verdade, ela(e) sonha em fazer uma cirurgia de mudança de sexo, negando por completo sua feminilidade, característica de uma transexual.

O garoto Brandon conhece um grupo de jovens desajustados, do qual fazia parte Lana, que passa a ser sua namorada. São os "amigos" preconceituosos com quem passa a conviver que descobrem a "farsa" e mostram à Lana a verdadeira identidade de seu querido namorado. Tudo isso regado a muita violência e a atos neuróticos e moralistas.

Na primeira vez que assisti ao filme, analisei-o pelos olhos de Teena Brandon. Refleti sobre sua identidade sexual confusa, me emocionei com a ingenuidade dela(e) diante de um grupo de amigos tão cruéis e brutos e principalmente tentei analisar o desejo homossexual.

Já da segunda vez que o vi, peguei outra vertente dentro do desejo. Fiquei inquieta quanto à indagação: "Como fica o desejo da namorada do garoto Brandon?". Lana se apaixonou pelo homem e de repente descobre que ele era na verdade uma mulher. Confusa, mantém-se ao lado dele(a), a princípio querendo não acreditar que fora enganada e depois assumindo o amor, apesar de tudo. Lana não era homossexual.

---

7. *Meninos não choram*, do diretor Kimberly Peirce, conta a história de uma garota que não aceitava sua condição feminina e sentia-se um homem no corpo de uma mulher. Ela se traveste de homem e conhece um grupo de pessoas, fora de sua cidade, com quem faz amizade e passa a conviver como se fosse um rapaz. Apaixona-se por uma das meninas da turma e mantém com ela um relacionamento íntimo até ser desmascarada por dois dos amigos. O filme nos mostra o sofrimento daqueles que não se adaptam às regras sexuais impostas pela sociedade e, conseqüentemente, não são aceitos como pessoas normais.

Também não são poucos os homens que se apaixonam por travestis e transexuais e algum tempo depois descobrem a verdadeira orientação sexual de sua/seu amada/o. É o caso do filme *Traídos pelo desejo*[8]. Fergus, um militante do IRA, vigiava um refém, o soldado inglês Jody. Eles acabaram tornando-se amigos e Jody sempre falava de sua namorada, Dil. Jody acabou sendo assassinado e Fergus partiu à procura de Dil a pedido do amigo morto. Encontrou-a cantando numa boate, aproximou-se, apaixonou-se e só depois de alguns dias, ao tocar seus genitais, descobriu tratar-se de um homem. Sua primeira reação: vomitar. Passado o susto, deixou que seu desejo por Dil falasse mais alto. Fergus não era homossexual.

Na verdade, por mais que se estude o desejo sexual conclui-se que ele é um grande enigma. E o que mais incomoda não é a dificuldade que as pessoas têm em classificá-lo, mas a necessidade de definir o desejo, discriminar o normal e o anormal, o correto e o incorreto, e de qualificar muitas vezes de desajustados os parceiros que apenas amam alguém, independentemente de sua identidade sexual.

Quantas pessoas, quando ouvem "especialistas" falando sobre o desejo, seu mecanismo biológico, sua lógica intelectual, concluem que o que sentem, o que acompanha seu prazer, não se encaixa nos discursos "científicos"? Se seguirmos os manuais que indicam que o prazer orgástico necessita de certo ritmo de movimentos corporais, aqueles que seguem outros esquemas nada sentem quanto ao êxtase sexual? Seu gozo não é real?

---

8. *Traídos pelo desejo*, do diretor Neil Jordan conta a história de um soldado negro seqüestrado por terroristas do IRA (Exército Republicado Irlandês). Fergus, um dos terroristas, é designado para vigiá-lo e acaba virando confidente do refém, que lhe conta sobre sua relação com a misteriosa Dil. Quando o plano do IRA dá errado e o soldado é acidentalmente morto, Fergus sai em busca de Dil. Conhece-a cantando numa casa noturna e acaba apaixonando-se por ela, sem saber que se tratava de um travesti. O filme **nos** mostra como o amor carnal e a paixão não estão necessariamente ligados ao sexo biológico e à orientação sexual das pessoas.

6

A sedução e o efêmero

Temos uma tendência a recriminar a sedução – tanto o que nos seduz quanto o que seduz o outro. A sedução é um mecanismo de convencimento dos mais eficientes e uma maneira de mostrar nossas "fraquezas". Quando dizemos que alguém "caiu como um pato" em determinada conversa, queremos dizer que seu lado "bobo" foi seduzido e tentado e que o "coitado" não teve escapatória. Este é o grande problema: achar que a sedução foge ao nosso controle. Por que não reconhecer que temos um "lado negro" que deseja muito mais responder aos instintos que à razão?

Muitas mulheres consideram estúpido demais – e irracional – a facilidade que um homem tem em se excitar com revistas pornográficas; algumas chegam a se sentir traídas pelos maridos que se deliciam com aquelas fantasias em forma de fotografia. A fotografia fala de corpo e sentimento, explorando as imagens do corpo. Excitar-se por meio dela seria um instinto masculino? Seria muito mais uma capacidade de se liberar de juízos morais.

O mesmo podemos dizer da masturbação. Tempos atrás essa prática era motivo de culpa para homens e mulheres. Hoje se percebe que é completamente improcedente acreditar que masturbação faz crescer pêlos na palma das mãos. O que ficou do juízo moral foi transferir a masturbação para a ala dos comportamentos que não fazem falta. Então para que praticá-la?

Os homens consideram também um tanto ridículos os ataques histéricos que as mulheres, seduzidas pela imagem "ao vivo" e "em cores" de seus ídolos nas quadras, nos palcos, nas passarelas, têm. As mulheres, jovens em sua maioria, vão à loucura quando seus eleitos aparecem. A gritaria é geral: um misto de torcida, de admiração, de desejo, de apelo... "Umas taradas", diriam alguns, "umas assanhadas", diriam outros. E ali, naquele alvoroço, elas não estão nem um pouco preocupadas com a avaliação que os demais podem fazer delas.

Tanto homens quanto mulheres se excitam ao ver o objeto de desejo; entretanto, não apenas o comportamento difere como também a reação orgânica. Ao gritar como tietes, é como se elas estivessem num circo, construído por elas mesmas e pela expectativa que a sociedade faz delas. E, como num circo nada é levado a sério, esse espetáculo de histeria não passa de fantasia, mágica, brincadeira, palhaçada, malabarismos inacreditáveis. Tudo fora do real.

Definitivamente, nos estádios, nas portas de hotéis, na platéia dos *shows*, elas não se comportaram como "homens". Por mais que cada uma das fãs se sinta de fato atraída sexualmente por atletas, artistas, cantores, temos de procurar muito, com o risco de não encontrar, uma única mulher que esteja realmente excitada sexualmente (com a lubrificação vaginal aumentada), naquele momento, com o que vê. É diferente do homem quando vê uma mulher atraente aos seus olhos. Com grande facilidade ele fica com o pênis ereto, chegando até – dependendo das fantasias que ele for capaz de ter no momento – a ejacular.

Mas por que então as mulheres fazem tanto escândalo quando o bonitão aparece? Porque é assim, camuflado pelo escândalo do circo, que elas se permitem ser um pouco "assanhadas", "pornográficas". Esse mesmo circo pode ser visto nos espetáculos do clube de mulheres. Homens seminus exibindo-se para as mulheres aos gritos; ali ainda é permitido tocá-los. Mas a maioria das mulheres não se excita e tem um orgasmo apenas vendo ou imaginando o que elas poderiam fazer com aqueles homens. Também não são poucas as mulheres que criticam a utilização de objetos adquiridos em *sex shops* como artifício para aumentar a fantasia e a excitação do homem, chegando a sentir ciúmes dos objetos.

O pornô

A pornografia ainda causa aversão ao público feminino enquanto diverte e distrai os homens. E não é apenas herança do antigo moralismo. Mesmo as mulheres mais liberais em princípios e comportamentos exprimem, freqüentemente, um desinteresse pelo pornô. Para a mulher, o pornográfico aniquila a sedução mediante sua superexposição exagerada, escancarada, despida de segredos; quer ser mais real que o sexo real.

O que incomoda são as posições ginecológicas, a visão escancarada e mecânica da relação sexual, a falta de estética, de fantasia erótica. Mas por que o mesmo não acontece com o homem? Por que para eles é fácil se masturbar ao ver fotos de mulheres nuas, tendo plena consciência de que aquilo não passa de uma representação de uma fêmea em uma única dimensão, sem tato, gosto, cheiro?

As mulheres sentem falta da cumplicidade na relação. Assim, quando assistem a uma fita pornográfica, fazem-no, em geral, na companhia dos parceiros, e muito dificilmente a sós; freqüentam os clubes de mulheres em bando, nunca sozinhas; não se dispõem, como os homens, a entrar numa cabine solitária para assistir a um *strip-tease* e se excitar com ele.

O erótico também é capaz de degradar a vida da mulher quando entra em jogo o sexo pelo sexo. Mesmo em tempos liberais, as mulheres ainda têm dificuldade em freqüentar *sex shops* e não se sentem muito à vontade em cinemas ou espetáculos pornôs. Não que elas estejam preocupadas em se mostrar desinteressadas pelo tema, mas elas permanecem com a idéia de que o sexo deve estar, obrigatoriamente, ligado ao amor. Afinal, elas não são homens. São mulheres. Elas não rejeitam a pornografia apenas por ser ela desprovida de poesia, mas também porque degrada a imagem feminina, perpetuam a imagem de serviçal do sexo que elas lutam há décadas para apagar.

O sexo pelo sexo ainda alimenta uma grande sensação de culpa, de desvalorização feminina. Por isso, muitas mulheres, principalmente quando iniciam sua vida sexual, atenuam o problema do drama da consciência convencendo-se de que estão apaixonadas pelo parceiro, sobretudo se ele lhes assegura algum tipo de proteção. Uma racionalização com a qual elas se enganam, acalmando e diminuindo a culpa que sentem por ser normais, por terem desejo sexual, por quererem vivenciar os prazeres da carne. Sentir o prazer poderá tornar-se também fonte de angústia se ela descobrir que foi "usada" pelo parceiro, que queria apenas gozar sem compromisso, ou, ao contrário, se ela "usou" o parceiro.

Essas mulheres tentam ignorar ao máximo seu desejo, aprendem a se guardar sexualmente, porque este pode representar seu "valor de mercado". Mesmo após descobrirem que não há amor na relação, se elas se sentem seguras, continuam a conceder favores sexuais ao homem em troca de proteção, de preferência com a continuidade do casamento. O sexo é tido como meio de troca que elas usam para assegurar sua proteção.

Para o homem, acostumado a não se cobrar um forte apelo afetivo, a relação sexual desprovida de amor parece um fato de pouca importância, não cria vínculos nem responsabilidades posteriores. O mesmo pode ser dito da masturbação, o despertar do prazer que dispensa a presença do outro.

Recriminamos o que nos seduz ou o que seduz o outro porque o desejo erótico é colocado pela sociedade no nível das coisas vãs, lascivas, lúbricas, como definem os próprios dicionários. Muitas vezes ele é rebaixado ao nível das manifestações imorais, irrelevantes, desregradas, depravadas, perigosas. O erótico faz a luxúria da paixão amorosa e traz consigo um conjunto de significados que se completam e se opõem. É maternal, sublime, desinteressado, incondicional quando nasce de um amor "puro" ou de uma visão "puritana", "purista" e limitada das relações. É carnal, pornográfico, vulnerável, mutável quando surge de um amor "impuro" ou de uma visão "pecaminosa", "suja" e também limitada das relações. O que traz culpa é o fato de a mulher conseguir ter pelo parceiro um amor puro e ao mesmo tempo ser tentada a fazer com ele algo pecaminoso. Não que a sociedade ainda enxergue o sexo como pecado. O que fizemos foi legitimar algumas formas de obter prazer e condenar outras.

A estética

Recriminamos muitas vezes a forma de alguém se vestir. O julgamento parte principalmente das mulheres que condenam umas às outras dizendo que o que "aquela fulana quer, usando aquele tipo de roupa, é seduzir os homens". E por que não? O corpo e suas indumentárias fazem parte da articulação do desejo, alimenta a excitação por meio da visão e da fantasia.

Ao se vestir, o ser humano transferiu para a roupa novas formas de dinâmica sexual antes privilégio do nu. O mercado tratou de tornar as roupas mais belas que o nu escancarado, assim como tornou alguns de seus códigos sinais de promiscuidade. Cobrindo-se o corpo, cobriu-se o seu mistério, aumentou-lhe a sensualidade. E também a frivolidade. A excitação causada pela roupa é momentânea, rápida, sendo logo substituída por uma nova. Assim são feitas a moda e a sedução. Elas trazem um código de comportamento, um sistema de juízo, regem outras esferas da vida, chegando a classificar os saltos muito altos em conjunto com saias curtas como apenas provocações sexuais, encobrindo outras possibilidades. Roupas coladas ao corpo podem conter inúmeros objetivos, devendo ter inúmeras leituras.

Algumas mulheres sentem-se forçadas a abandonar batons vermelhos, saltos agulha e saias acima dos joelhos para aumentar sua credibilidade em setores tradicionalmente masculinos ou sérios. Mostrando-se assim, elas evitarão a atenção indesejável à sua sexualidade, tentando desviá-la para sua competência.

Muitos ainda associam beleza e cuidado com o físico à ociosidade. Mas o que se vê, na verdade, é que as mulheres com alguma atividade profissional não descuidam das preocupações estéticas. Podem querer trabalhar como homem, mas não desejam apagar sua feminilidade. Elas usam mais maquiagem, gastam mais tempo arrumando os cabelos (não são só as festas de final de semana que lotam os salões de beleza aos sábados), praticam mais esporte, recorrem mais a cirurgias plásticas e tratamentos de rejuvenescimento que as que são apenas donas-de-casa.

A beleza tem sentidos sociais bem diferentes para o masculino e para o feminino. Que mulher não sonha em ser bela e que homem não sonha com mulheres lindas? Não estou dizendo que todas as mulheres se esforcem para parecer bonitas e sim que é, no fundo, o que todas desejam. Muitas podem se dizer alheias a essas futilidades, mas querem ser belas, ao menos por natureza. Até em meios acadêmicos e produtores de conhecimento, em que discursar contra a frivolidade da beleza se tornou intelectual, as expectativas e os valores da aparência não são esquecidos e desprezados, muito menos sumiram.

Homem em companhia de mulher bonita tem seu valor e sua posição realçada em atributos que vão de profissional competente até o amante *gostoso*. Acredita-se que quanto mais bonita, mais desejada é a mulher. Mulher na companhia de homem bonito não tem sua imagem melhorada; quando muito, se ele for rico, pode ser considerada esperta. "Danadinha ela, hein!"

No caso do homem, a "competência" e o "sucesso" na vida são mais valorizados que a beleza. Quantas mulheres ainda hoje se sentem competentes porque os maridos o são profissionalmente? Só o fato de o marido ter obtido sucesso transmite a idéia de que ela também seja competente. Outras se sentem mais seguras só de ter um marido. Eles se transformaram em seguro de vida, que dá a elas lucro: "Tendo um homem na retaguarda tenho segurança econômica, sou levada a sério, sou vista como uma mulher desejada além de ser mais respeitada e reconhecida".

Tão reconhecida que, ironicamente, se um colega seu dos tempos de solteira tentar encontrar seu nome de batismo na lista telefônica, provavelmente não o encontrará. A não ser que ele saiba o sobrenome da família de seu marido. Isso é que é reconhecimento! Ao se casar, a maioria das mulheres ainda sacrifica seu nome sem vacilar, mesmo tendo outra opção. Tudo em nome da nova família!

Uma das grandes armas da sedução da mulher, a feminilidade, chega a influenciar outras áreas. Muita gente, por exemplo, tende a avaliar mulheres com características bem femininas como menos competentes que as outras. Quando ocorre o contrário, elas também chamam a atenção por sua falta de feminilidade.

Apesar de ainda se dar bastante valor à beleza feminina (não acredito que a desigualdade sexual dos papéis estéticos um dia vá desaparecer), ela também tem seu lado desfavorável, depreciativo profissionalmente. Estereótipo como o da mulher bonita bem-sucedida em seu emprego provoca fofocas maliciosas de colegas, sobretudo de outras mulheres. Atratividade e sensualidade são pouco compatíveis com competência e autoridade.

Aquela que se preocupa muito com a beleza e seus atrativos pode ter sua imagem profissional desacreditada. Certos setores – escritórios de engenharia e de advocacia, por exemplo – recusam-se a contratar mulheres muito bonitas ou com "aparência em desacordo com as atividades", porque podem desviar a atenção dos outros funcionários, principalmente dos homens, e diminuir a produtividade. As mulheres têm mais visibilidade que os homens, o que acaba tornando seu comportamento mais examinado, notado e, é obvio, julgado. A sociedade espera das mulheres, mais que dos homens, que sejam modestas, pouco audaciosas e discretas, e elas muitas vezes interiorizam esses imperativos muito cedo na vida.

Já reparou como a grande maioria das apresentadoras de telejornais tem cabelos curtos e aparece vestida de tailleurs? Não que deixem de ser atraentes, mas cabelos longos e saias, mesmo que compridas, podem ser sensuais demais – e sensualidade não combina com responsabilidade e credibilidade.

Mulheres superpoderosas são tidas como pouco femininas, em especial no que se refere ao comportamento. Entre as grandes estadistas, por exemplo, Margaret Thatcher foi rotulada de "Dama de Ferro"; Catarina da Rússia, de "A Grande".

É problemática essa beleza feminina! O imperativo da beleza ganha mais poder e espaço a cada dia enquanto as reivindicações igualitárias entre os dois sexos também se ampliam. Tal convivência é possível porque o culto à beleza tem raízes históricas profundas e ganha forças na cultura moderna, não apenas no que diz respeito ao seu valor comercial e industrial, mas porque esse mercado se sustenta na necessidade, cada vez mais forte, da mulher de amar a si mesma, se agradar e agradar aos outros, melhorar-se, controlar-se e dominar o próprio corpo.

O interessante é que a mulher bonita não tem necessariamente maior aceitação de si, nem conquista com mais facilidade a auto-satisfação em comparação com as outras, as simples mortais. Nenhuma mulher se considera suficientemente bela. Até porque nossa cultura, apesar de seus valores individualistas, prossegue normatizando os modelos. Tribos mais vulneráveis a padrões, como as de adolescentes e as de mulheres, perseguem a moda, que tem como característica básica a uniformização, muito mais que os homens. Aqui, talvez, resida um dos motivos que fazem uma mulher sentir-se mais ofendida com observações e críticas sobre sua aparência quando elas partem de outra mulher do que quando são feitas por um homem.

7

O efêmero
e a culpa

Conheci um adolescente de quinze anos do tipo certinho demais e estudioso ao extremo que, para seu "azar", em determinado dia esqueceu de levar um livro para a escola. Não fosse o fato de o professor ter cobrado o livro e cerca de dez adolescentes "malandros" também terem se esquecido, talvez nada tivesse acontecido. Todos os "malandros", incluindo o "santinho", foram castigados levando uma ocorrência para casa e tendo de fazer uma série de exercícios na escola em horário extra. Os "malandros" lamentaram ter perdido o tempo do recreio para estudar, mas não perderam o humor nem o rumo com o ocorrido.

Apesar de não concordar com certos tipos de castigo, não quero aqui discutir a validade de sua aplicação. O que me chamou a atenção foi a incapacidade do "santinho" de lidar com suas falhas e imperfeições. Tentei mostrar-lhe que ele tinha duas opções naquela situação: odiar o professor e ficar furioso (o que de fato ocorreu) ou se deixar falhar e conseguir levar o castigo "na flauta", como fizeram os outros. "Permita-se, de vez em quando, descumprir e transgredir as regras, principalmente quando se tem a certeza de que aquela atitude não trará prejuízos."

Faço uma ligação entre o caso desse adolescente com o de um senhor de 66 anos casado há 37. Ele diz que sempre cumpriu seus deveres de pai, esposo e mantenedor da casa. Supercorreto, nunca fez nada socialmente inaceitável; era um homem exemplar. Não entendia por que estava com dificuldade sexual, de fundo emocional, naquela altura da vida. Afinal, não tinha motivos.

O que nem um nem outro questionaram até hoje é se seu comportamento corresponde à sua satisfação. Talvez os dois não tenham nem idéia do que realmente os contente. Apenas introjetaram que agir de outra forma pode ser errado, e, em conseqüência, trazer à tona o sentimento de culpa. O sentimento de culpa é vivenciado como estado de tensão e relaciona-se com uma série de outros sentimentos, como vergonha, mágoa e temor.

Por isso também estamos sempre procurando, desesperadamente, atribuir a culpa a alguém. O adolescente acusa o professor, que foi injusto, e o senhor a atribuiu à idade e ao trabalho estressante. No fundo, a vida dos dois é dominada pela pressão dos deveres e das tarefas, não sobrando tempo nem espaço para a alegria, o efêmero, o despropositado, o desnecessário. Levam uma vida estranha e artificial.

Não raro experiências de culpa muitas vezes provocam o desejo de punição, principalmente se há consciência de que seu "pecado" veio da obtenção de um prazer sexual. Existem mulheres que de alguma forma sentiram prazer ao ser violentadas, mas não conseguem lidar com essa verdade. Por isso sentem necessidade de castigo, acreditam que só assim terão a sensação de que a culpa será atenuada. Como a sociedade as vê apenas como vítimas, não as condena – ao contrário, tem dó – sobra-lhes a autopunição. E com freqüência a dificuldade sexual vem como forma de expiação.

Outra sensação de culpa eomum vem da experiência de traição. Em vez de procurar entender o porquê da traição, o que se passava entre os parceiros para que naquele momento um relacionamento extra tivesse espaço, as pessoas ficam se autocondenando.

A fidelidade

Aliás, reconhecer a culpa e autopunir-se é o comportamento cobrado pela sociedade de maneira geral, como se a maioria das pessoas não corresse o risco de cair na mesma tentação um dia. O filme *Infidelidade*[9] (Adrian Lyne/EUA/ 2002) coloca-nos diante de uma situação polêmica porque muita gente que o viu considera a situação irreal. Não a traição em si, mas o fato de uma mulher trair o marido com um cara que praticamente desconhece. Como uma mulher pode desejar trair um marido daqueles, que a ama tanto, que não deixa faltar nada em casa e ainda por cima é ninguém menos que o charmoso Richard Gere?

De irreal não há nada. A traição feminina com um desconhecido (e o que será que quer dizer conhecer? Será ter sido apresentado a ele?) é mais freqüente do que se imagina. E a mulher que antes acreditava que isso era irreal, quando vive essa situação, como se sente? Não é difícil de imaginar. Volto a insistir: a discussão em torno da traição não deveria estar na culpa e em sua conseqüência, mas sim nas suas causas. A "culpa" da traição não deveria recair naquela "vagabunda" que o seduziu ou naquele "aproveitador" que a levou na conversa. Estaríamos sendo muito mais sinceros se reconhecêssemos que o problema é "interno", está na dinâmica do casal.

Normalmente, o que mais fere o companheiro traído é o fato de que a pessoa amada ser capaz de provocar-lhe tanta dor, e o que mais fere o traidor é ver-se capaz de magoar alguém de quem gosta tanto. Como, porém, transformamos em pecado todas as nossas tentações, não seria esta que ficaria de fora.

---

9. *Infidelidade*, do diretor Adrian Lyne, conta a história de Edward e Connie, que viviam um casamento feliz até que o acaso fez que Connie encontrasse um estranho sedutor, dando início a um intenso relacionamento. A paixão se torna obsessiva, e quando a traição é descoberta por Edward, ele sai à procura do amante da esposa. O encontro dos dois acaba na morte daquele que "destruiu" a harmonia da família e a vida do casal se torna um caos. O mesmo diretor já havia filmado, em 1987, *Traição fatal*, no qual é uma mulher quem ameaça a felicidade de um casal ao seduzir o marido, relacionamento que também a leva à morte. As duas histórias reforçam a idéia, muito presente em nossa sociedade, de que a traição amorosa é provocada mais por um intruso sedutor que pelo desejo de viver novas experiências sexuais. Traz culpa que só é diminuída quando o amante tem um trágico fim (é condenado) e a paz volta a reinar no lar.

Achar que o parceiro tem a obrigação (e todas as condições) de fazer o outro feliz é um ônus muito pesado que alguns casais se impõem, como se um fosse o maior responsável pela felicidade do outro. É bom lembrar que o amor não impede qualquer grande mágoa e desapontamento. "Como você pôde fazer isso comigo? Eu sou tão bom para você e o pagamento que recebo é este?"

A realidade é que o outro, muitas vezes, é cruel. O ser amado é sempre capaz de provocar desapontamentos e fazer ofensas. E fingir que não vê pode ser a pior saída, pois é desonesto e falso. A melhor maneira de atravessar essas crises é aprender a reconhecer a legitimidade de nossos sentimentos e dos de nosso cônjuge. Se aprendermos a aceitar a nossa raiva e a compreender a mágoa do outro, encontraremos mais facilmente uma solução pacífica para os conflitos.

Confundimos comportamentos que provocam mágoa com pecado, e pecado com crime. O pecado seria um atentado contra Deus, o que implica um conflito do homem consigo mesmo e com a sociedade de que faz parte, e o crime, uma ruptura com a ordem estabelecida independentemente da crença de que Deus exista. E a mágoa?

Ficam-nos as perguntas: o que o amor pressupõe? Dedicação total ao companheiro? *Eu te recebo... como meu marido (ou minha esposa), na alegria e na tristeza, na saúde e na doença, amando-te e respeitando-te em todos os dias de minha vida, até que a morte nos separe.* O juramento católico feito durante a cerimônia de casamento reforça alguns mitos que envolvem o relacionamento conjugal que norteiam (ou desnorteiam) vários momentos na vida de um casal.

Pensar que marido e esposa são os melhores amigos para si trata-se de um equívoco, é um encargo pesado e irreal. Muitas pessoas afirmam que o matrimônio é uma relação que inclui, necessariamente, a amizade em seu grau mais íntimo. A estrutura do casamento se sobrepõe à amizade, mas não é sinônimo dela. Manter uma reserva emocional é essencial para ambos. Conversar sobre todos os seus conflitos, suas fantasias, seus desejos, suas incertezas, o que um pode fazer pelo outro, não quer dizer compartilhar tudo que se passa em seu íntimo, seus segredos.

Existem também os que pensam que marido e esposa devem fazer tudo juntos. Imaginemos o caso em que Adão está tão doente que não pode sequer se levantar da cama. Por mais cruel que possa parecer, a realidade é que apenas *ele* está mal. Eva deve continuar a vida, mantendo, portanto, seu contato com o mundo.

Outra situação que deve ser analisada é quando o parceiro opta por dormir numa cama separada do outro por motivos diversos, como ronco ou doença. Por que não assumir que o cônjuge está incomodando? Isso pode ser interpretado, erroneamente, pelo parceiro como: "Ele não gosta mais de mim".

"Se ele me ama de verdade, é capaz de adivinhar meus pensamentos e sentimentos." Muitas vezes não damos conta de saber o que realmente queremos para nós, temos de adivinhar o que o outro quer? Como descobrir se Adão gosta se ser tocado nesta ou naquela região se ele não dá uma dica? Podemos pressupor, mas não adivinhar e acertar.

Existem ainda aqueles casais que, por uma série de fatores, transformam seu parceiro em Deus. E quais os atributos esperados de um deus? Acima de tudo, que ele nos perdoe incondicionalmente, que não nos limite, não se incomode com nossos defeitos, não nos imponha suas vontades e necessidades, não nos censure. Ele nos nutre, ama e ampara.

Nenhum companheiro pode oferecer essas garantias e, muito menos, resistir às nossas expectativas divinas. Numa relação bem-sucedida, a pessoa participa da vida do outro, mas não precisa (nem deve, nem existe como) viver a vida do outro. E não deve culpar-se por isso. Na verdade, temos de aprender a descobrir o que de fato nos satisfaz e contribui para a saúde de nossos relacionamentos; aprender a assumir, de forma livre e madura, a responsabilidade pelo que fazemos e deixamos de fazer.

A amizade

Sentimentos destrutivos também permeiam nossas relações de amizade, queiramos ou não. Construímos a vida a partir de laços afetivos. Esses laços tornam de grande valor as pessoas e algumas das situações que vivenciamos ao seu lado. Passamos a nos preocupar com elas, dispensamos parte do tempo ao relacionamento e sentimo-nos responsáveis pelo laço que cresceu entre nós.

Existe, porém, um mito referente à amizade bastante enraizado em nossa cultura: as pessoas só são amigas de verdade quando seu amor e sua confiança uma na outra são absolutos, quando se tem os mesmos gostos, os mesmos desejos, quando um é capaz de entender os sinais do outro. Será que ser amigo de verdade pressupõe "dar o sangue", sacrificar-se por ele, acudi-lo a qualquer hora do dia ou da noite, sempre com boa vontade e bom humor, dividir tudo com ele sem nunca se sentir prejudicado? "Tudo em nome da nossa amizade!"

Na realidade, as coisas não acontecem assim. Por mais que eu goste de um amigo, não é a qualquer hora do dia ou da noite que estou disposto a socorrê-lo. Não posso conversar tudo com ele porque ele não é capaz de entender tudo que eu penso, não deveria sentir-me na obrigação de ser seu avalista num negócio, fora o fato de que muitas vezes não estou a fim de dividir aquele último pedaço de chocolate que ganhei do meu namorado. Nada disso diminuirá o amor que tenho por meu amigo e pressuponho que não se reduzirá o dele por mim também, muito menos me afastar dele.

Na verdade, as amizades também são, como qualquer relação, "imperfeitas". E essa imperfeição se justifica porque todos os relacionamentos são construídos dentro dos pólos amor e ódio – amamos e invejamos, amamos e competimos com quem quer que seja. Até mesmo o melhor dos amigos não é nem pode ser o melhor amigo em todas as situações.

"É nessas horas que se conhecem os verdadeiros amigos..." Quantas vezes, ao nos encontrarmos em situações difíceis, já dissemos ou ouvimos essa frase? A meu ver, ela nada mais é que o resumo do mito da amizade. Na verdade, a frase seria mais real e justa se fosse completada: "É nessas horas que se conhecem os verdadeiros amigos... que dão conta de nos acompanhar nos momentos de dor e dificuldade".

Em situações, que não sejam de dificuldade e de dor, cabem comentários do tipo: "É nessas horas que se conhecem os verdadeiros amigos de farra, de viagem, de trabalho...".

No entanto, temos o hábito de julgar uma amizade pelo fato de a pessoa amparar ou não o amigo nos momentos de grande adversidade. "Desde que eu adoeci, minha amiga Maria nunca veio me visitar. Mas toda semana me manda um queijo daquele que mais gosto. Acho que está sem tempo, porém, ela bem que podia faltar à ginástica uma única vez para vir aqui me ver, ficar um pouquinho comigo. Se ela gostasse mesmo de mim, estaria aqui. Ela sempre arrumava tempo para irmos à choperia quando eu tinha saúde", lamenta Eva em seu leito.

Esse é um monólogo fictício. Mas, com algumas variações, tem sido pensado e falado por inúmeras pessoas. Na hora da dor, os amigos que são capazes de nos ajudar nem sempre são as pessoas de quem mais gostamos, de quem mais desejamos a presença. É nessa hora que descobrimos que nosso melhor amigo na dor é alguém de quem gostávamos quando esbanjava alegria, porém, não confiávamos nem esperávamos tanto dele.

Custamos a amadurecer, a aceitar que somos amados de formas diferentes e que as verdadeiras amizades resistem a "longas" distâncias, e a perceber que somos amados em intensidades diferentes. Existem situações em que precisamos de alguém com quem possamos desabafar, falar de angústias, dores, medos, ansiedades etc. Nem toda pessoa é capaz de dar esse tipo de ajuda. Talvez aquele amigo de quem se gosta mais não dê conta de ouvir os lamentos; mudará de assunto por não saber o que dizer.

Às vezes, na tentativa de elevar os ânimos da gente, o amigo diz que não temos com que nos preocupar: "Tudo terminará bem", e do que mais precisamos é um ombro para nos apoiar, alguém que nos permita chorar, sem críticas, que entenda nossas aflições, sem julgar, e não de alguém que nos diga: "Não chore, você é forte, tudo vai melhorar".

A velhice

Encobrir os sentimentos e evitar enfrentá-los é uma atitude freqüente no idoso e naqueles com quem ele convive. A questão é que, por não estarmos dispostos a enfrentar os fatos do envelhecimento, comportamo-nos como se não fôssemos envelhecer. Muitos evitam até se olhar no espelho. O espelho é o olhar dos outros sobre mim; ele me dá a noção de como sou visto, e não de como me imagino. "Outro dia me olhei no espelho e só então percebi minhas rugas. Vi que estou ficando velho."

Ingrato, esse tal espelho! Ele estimula o narcisismo nos jovens, torna "visíveis" os defeitos estéticos em qualquer idade e não esconde as rugas da velhice. É castrador. Um dos maiores insultos que se pode fazer a qualquer pessoa é dizer: "Vai se olhar no espelho. Vê se se enxerga". Essa frase é ouvida por um sem-número de senhores e senhoras, sobretudo quando eles resolvem desempenhar papéis atribuídos exclusivamente aos mais jovens.

O idoso, em particular no caso das mulheres, se vê às voltas com a perda total do poder de sedução. Quase todas as mensagens que ele recebe do meio reforçam a idéia de que é hora de abandonar a vaidade, de reprimir os desejos e de dar por terminada a vida sexual. A sociedade o ignora como pessoa, cultuando a juventude, a beleza física e a fecundidade. Torna-se necessário trabalhar outros parâmetros de sedução, por meio da descoberta da beleza do corpo maduro e da própria experiência da vida.

A idade não dessexualiza o indivíduo; a sociedade é que o faz impondo aos seus velhos a obrigatoriedade de apresentar uma disfunção orgástica, de excitação e, principalmente, de desejo. No imaginário social, os velhos que têm vida sexual ativa são tarados e as velhas, assanhadas. Muitos deles se enxergam assim, pois cresceram acreditando nessa tese, e agora só lhes resta comprová-la e torná-la uma verdade. Não é raro um conflito nessa idade provocado pela divisão entre sentir a necessidade de satisfação sexual e a idéia de que aquilo é anormal e não condiz com sua idade e imagem (nem com a idade e imagem de seus pares).

É fato que, com o passar dos anos, ocorrem modificações dos padrões eróticos, mas as dificuldades sexuais do idoso encontram-se muito mais na resposta biológica. A idade pode reduzir a força e a disposição das pessoas para várias atividades, mas não bloqueia o desejo nem anula a resposta sexual. É comum cair a freqüência do desejo e do coito devido à diminuição da produção de hormônios como o estrógeno, pela mulher, e a testosterona, pelo homem. Assim como há necessidade de uma estimulação mais direta do pênis para uma ereção satisfatória.

Com o climatério, a capacidade de lubrificação vaginal torna-se menor e, como conseqüência, há maior ressecamento da mucosa, problema que pode ser contornado com a terapia de reposição hormonal. Na maioria das vezes, as modificações biológicas não são as responsáveis pela impotência do idoso, e sim sua conduta psicológica.

Um de seus maiores desejos é ser entendido, respeitado e digno do amor que deu aos outros e não ser protegido nem tolerado, como pensa a maioria das pessoas mais novas. No entanto, os próprios idosos devem aceitar sua idade, aprender a conviver com seus novos ritmos, agora mais lentos, com a queda natural do vigor, adotar um novo estilo e por ele viver, em vez de entregar os pontos e aguardar a morte chegar.

É comum os mais jovens e, muitas vezes, os próprios idosos não entenderem as necessidades da velhice, como a de contato físico, por exemplo. Acham que o vovô e a vovó são assexuados, não têm desejos e fantasias sexuais, ou melhor, se os têm não podem e não devem concretizá-los. "Mas a vovó? Não acredito!"

8

A culpa
e o grupo

O poder do grupo é enorme. Unidos, conseguimos realizar mais do que daríamos conta sozinhos, em todos os sentidos. A psicologia tem inúmeros trabalhos que mostram como o homem costuma perder a identidade individual quando se alia a um grupo e como a experiência é transmitida por contágio de uma pessoa a outra. Podemos não ter achado graça na piada, mas, se todos começam a rir, aderimos. Do mesmo modo, entrar numa sala cheia de pessoas iradas e amargas pode nos levar a repartir com elas a aflição, buscando em nós motivos que nos levarão a ela.

Em muitos casos, o grupo incita seus participantes a praticar uma violência que a maioria nunca escolheria individualmente. Em nome da libertação e da liberdade, permitimo-nos voltar para a matança, a tortura, a opressão e a destruição.

Permitimos? "Não, eu jamais participaria de um genocídio, de um trote universitário violento, de uma brincadeira de mau gosto contra um miserável, ou me envolveria numa briga de torcida", pensam 99% dos que lêem este livro.

A verdade, porém, é outra. Quando sabemos de massacres de inocentes, perguntamo-nos: "Que tipo de gente é capaz de cometer uma atrocidade dessas?". Loucos, desumanos, acreditamos. No entanto, a resposta é: qualquer um de nós. Não apenas corremos o risco de ser vítima, mas também, agressor. Em nós todos há um potencial estúpido de irracionalidade e instabilidade que pode explodir quando nos perdemos na vida em grupo.

É difícil de acreditar que em todas as sociedades existam incontáveis indivíduos "normais e respeitáveis" capazes de sorrir, de ser amigos fiéis e sensíveis, que amam e educam seus filhos dentro de uma boa moral cristã e sejam, ao mesmo tempo, capazes de cometer genocídio ou permitir que ele aconteça, participar de assassinatos "involuntários" ou brigas de gangues. Por que essas pessoas são influenciadas por processos coletivos que incitam, desencadeiam e legitimam a violência? Como elas podem obedecer à autoridade e idolatrar líderes que pregam a destruição?

O problema é que, estimulados pelo pensamento religioso tradicional, combatemos e desejamos aniquilar nossos maus sentimentos. Contudo, na "vida real", o homem ama e constrói, mas também odeia e destrói. Ama sua mãe, seus filhos, mas há momentos que também os odeia. Descobrir que somos capazes de nos voltar contra aqueles que amamos e que eles também são capazes de crueldades contra nós nos desconcerta, incomoda, por isso tentamos afastar da consciência nosso potencial para a destrutividade.

Segundo cientistas do comportamento, os indivíduos que negam a própria raiva têm mais possibilidade de "passar" à destruição. Já os que aprendem a aceitar, enfrentar e compreender sua destrutividade – e a do outro – costumam achar com mais facilidade uma solução pacífica para os conflitos. Estudos mostram que a abundância de divergências proporciona uma base mais firme para a estabilidade do que a imposição de um padrão de uniformidade.

A destrutividade é um processo característico da espécie humana, o que não quer dizer que comportamentos violentos e sangrentos devam ser vistos como naturais. A violência destrutiva é um exagero patológico de um processo originalmente normal. Para evitar os excessos, o indivíduo deve aprender a igualar, equilibrar e integrar a criatividade e a agressividade existentes nele, e perceber quando seu grupo apresenta desequilíbrios nesse sentido. Reconhecendo isso, é bem provável que ele não se permitirá voltar para a matança, a tortura e a opressão, correrá menos risco de ser vítima, agressor ou espectador passivo da violência.

Estamos acostumados a banir todos os impulsos e energias que, de alguma maneira, estejam comprometidos com a violência: o feio, o doentio, o perturbado, o imoral etc. Para não sofrer, muitos de nós tentam amortecer a vida. A própria palavra *amortecer* diz muito: tornar parecido com a morte. Na esfera da sexualidade, o ódio exagerado destrói a capacidade de uma vida sexual saudável e pode ser extravasado por intermédio de disfunções sexuais, como a ausência de orgasmo. O mesmo pode acontecer com o excesso de amor. Estudos da vida familiar mostram que é desejável e até imprescindível interessar-se e rejeitar, gostar e desgostar, apoiar e frustrar, amar e odiar, saber a diferença que existe entre dar a mão ao companheiro e acorrentá-lo a si. Essa é uma das bases para formar laços afetivos e familiares mais efetivos. Devemos entender que podemos "destruir" a pessoa que mais amamos, sem realmente destruí-la. É preciso aceitar que temos momentos de raiva, vivenciar o ódio e reconhecer que somos capazes de nos livrar desses sentimentos poucos momentos depois, sem permitir a eles que nos prejudiquem, aos outros e aos nossos relacionamentos.

9

O silêncio e o segredo

Nós todos contamos aos outros várias de nossas experiências vividas ao longo dos anos. No entanto, com relação ao que percebemos que está acontecendo a nós, e em nós, na intimidade, o que contamos aos outros é bem pouco.

Somos mestres em guardar segredos, que não revelamos a ninguém a não ser "às pedras e às paredes". Segredos que sabemos que temos e outros que, de tão bem guardados, até desconhecemos. Temos tanto medo de alguns, os consideramos tão absurdos que, com o passar do tempo, desconfiamos que foram frutos de nossa imaginação. Acreditamos que o segredo é uma proteção, uma forma de autopreservação.

No caso das mulheres, em nome de uma falsa estabilidade familiar, por exemplo, muitas se impõem a regra do silêncio. Ou, ainda pior, trabalham nos bastidores tentando passar ao mundo exterior a impressão de que em casa impera o clima de paz e tranqüilidade. Mantêm em segredo que sabem que foram abandonadas pelos maridos, trocadas por outras, enquanto vários deles ainda permanecem dentro de casa. Mentem nos postos de saúde e prontos-socorros, quando não aos próprios filhos, ao afirmar que aquele hematoma ou determinada fratura foram ocasionados por uma queda. Continuam cozinhando e lavando-lhes a roupa suja de suor do trabalho, de batom, de esperma. Escondem do mundo o fato de os filhos sofrerem maus-tratos de toda ordem, dentro de casa: físicos, emocionais e sexuais.

Também sabem como ninguém guardar os segredos dos outros membros da família. Escondem os maus atos dos filhos (as bebedeiras, os pequenos furtos, o baixo rendimento escolar): "Seu pai não pode saber que você saiu com aquele rapaz, senão ele te mata". Arrumam logo uma desculpa para ser dada caso o pai pergunte com quem a filha esteve naquela noite. "Seu irmão não pode nem sonhar que você pegou a blusa dele", e correm para o tanque tentando apagar as manchas para que um filho não perceba o que o outro fez. "Não se queixe, mãe, eles gostam muito da senhora", nunca deixando transparecer que, no fundo, os netos pouco se importam com a avó. "Não conte a ninguém, pois se chega nos ouvidos da polícia seu pai será preso e não teremos mais como nos sustentar", ameaça a filha vítima de abuso sexual por parte do próprio pai.

Algumas ensaiam por horas a melhor forma de contar ao marido um fato ocorrido que, segundo elas, decerto o desagradará; outras deixam para dizer na última hora o que planejam fazer, com medo da reação do cônjuge. Guardam como segredos seus grandes amores da adolescência, seus desejos, seus loucos sonhos que envolvem sexo. "Tenho fantasias sexuais 'absurdas', me masturbo, o marido da minha amiga me desperta o maior tesão, traio meu marido, se eu pudesse eu faria isso ou aquilo etc. É melhor nunca confessar tudo isso", dizem envergonhadas, "nem ao padre, nem ao terapeuta".

As experiências que as humilharam e envergonham não contam a ninguém, apenas a si mesmas, umas mil vezes. Na verdade, sentem um enorme alívio por não precisar contar aos outros os detalhes de sua inquietação. Assim, constroem uma quantidade enorme de segredos em torno do sexo.

Há muito não se mantém o silêncio acerca do orgasmo feminino, do seu direito ao prazer. Mas ainda se faz bastante segredo do que a mulher passa, do que sente. Porque muitas delas fazem questão de não falar. Deixam que grande parte de suas elucubrações sexuais ocorra em particular e em segredo, e, mesmo recebendo forte impulso dos valores, dos hábitos e das convenções sociais, tendem a silenciar.

Não sabemos realmente o que se passa nessas casas, já que não é fácil uma mulher anunciar aos quatro cantos que o marido a trai, é violento, abusa dos filhos. Também é muito difícil reconhecer abertamente que o marido está longe de ser o amor de sua vida, que o casamento foi precipitado etc.

Ainda há outro agravante. Ao lado do segredo caminha a vergonha. Vergonha de que descubram que seus filhos não têm uma convivência tão harmônica quanto possa tentar transparecer ("Fracassei na educação deles"); vergonha pelo fato de não ser capaz de satisfazer o marido ("Sou fria"); vergonha de ter sido vítima de um abuso sexual, que tenha sido um "simples" constrangimento verbal ou de "atos libidinosos" ("Sou culpada"); vergonha de que alguém ouça algum barulho vindo do quarto e conclua que está transando ("Caí na tentação da carne").

Mulheres chegam ao ponto de ter vergonha de ser reconhecidas como fêmeas. Como antigamente, quando os pacotes de absorventes higiênicos ficavam embrulhados nas prateleiras das farmácias e dos supermercados. Como se fosse possível esconder de todos que aquela que pegava um dos pacotes menstruava. Como se isso fosse um defeito grave. É o que a gente vê na expressão de vergonha máxima de uma mulher que, por algum motivo, está com a calça manchada de sangue. "Meu Deus, o que será que fiz de tão errado para merecer este castigo?" Ser saudável torna-se o problema.

Existe nas mulheres uma enorme necessidade de conservar o respeito pela sua família, o conceito de família. Elas sabem que contar um segredo não significa apagar os conflitos nem instaurar a paz nos relacionamentos. Ao contrário, temem que, ao tornarem públicos alguns de seus segredos, as estruturas venham abaixo. E isso significa destruir a família, o pai, a mãe, o relacionamento entre os filhos. Como se a família e seus membros vivessem em permanente harmonia.

Guardar muitos desses segredos não ajuda em nada. Pode encobrir as pequenas e grandes falhas de uns e a falta de escrúpulos de outros, mas, à mulher, não ajuda em nada. Em vários casos, a experiência vivida pela mulher pode não ter provocado, a princípio, um sério dano psicológico, mas o fato de ter de mantê-la em segredo pode ser capaz de gerar algum tipo de dano.

Ela sabe que ao contar suas experiências, reconhecer seus limites, sua incapacidade de dominar e harmonizar tudo que se passa em família, revelar, enfim, seus segredos, será obrigada a reestruturar sua vida, seu modo de pensar e a se posicionar diante de inúmeras situações. E disso ela tem muito medo.

10

A sedução e a destruição

Há lendas que colocam beleza, sedução e encantamento lado a lado da destruição. É como se amores mundanos levassem ao pecado. O mais interessante é que a maioria dessas lendas concebe o homem como vítima da mulher, como Adão foi de Eva. Mulher é símbolo de luxúria, de tentação. A Mãe Terra é o ventre que nutre, mas também que engole, enterra. A mulher é o diabo em forma de gente, uma criatura venenosa, uma arma (ou alma?) do diabo, alguém capaz de precipitar o homem ao inferno. Ao longo da história ela também foi causa de desastres, guerras e de uma infinidade de males terrenos. São muitas as lendas e representações de monstros femininos. Mesmo quando são fadas, as mulheres são verdadeiras bruxas que tiram os homens do sério. Por causa dessa crença, muitas morreram nas fogueiras da Santa Inquisição e ainda hoje se "sacrificam" e são sacrificadas.

Apesar de desprezadas, depreciadas, afastadas das funções mais nobres (excetuando a maternidade), as mulheres também detinham poderes temidos. Mesmo não sendo reconhecidas como autoridades, seus poderes apareceram de outras formas, entre elas, a da bruxa. Um poder que resumia toda a incapacidade masculina de domar e adestrar por completo as mulheres, a não ser pela força da morte.

Desde a origem da humanidade, a magia ficava para a mulher, fiel depositária dos segredos da natureza. Inicialmente, a sociedade acabou dividindo em dois tipos as mulheres que tinham grandes conhecimentos sobre as plantas: as curandeiras e as feiticeiras, a bruxa sábia e a bruxa má.

A perseguição às bruxas de qualquer espécie representou um dos momentos mais dramáticos da história. Após tolerar durante séculos a magia e a bruxaria, a Igreja Católica reconheceu esses atos como heresia. Uma loucura coletiva, que uniu Igreja e povo, levou à fogueira, ao longo dos séculos XV e XVII, mais de 250 mil pessoas inocentes na Europa Ocidental, em sua maioria mulheres.

Ignorantes e superticiosas, muitas pessoas passaram a atribuir às bruxas todas as desgraças que atingiam a humanidade. Para muita gente, era a oportunidade de descarregar toda a infelicidade e frustração em um bode expiatório. O simples fato de ser mulher já bastava. O acusado, ainda que inocente, negava a autoria dos pecados, mas não resistia às torturas e acabava confessando o inconfessável.

As bruxas, mulheres de hoje, se sentem culpadas sempre, de algum modo, por algum motivo. Têm a sensação de que estão devendo algo e preocupam-se em compensar essa falta com carinho, dedicação, subordinação ou servidão. Não precisam ser cobradas. Permanece uma "Santa Inquisição", uma espécie de "Grande Olho", que as observa. Para muitas, esse "Grande Olho" é um deus tirano, com sua balança da justiça. Para outras, é a sociedade, seu pai, seu marido, seus filhos. E para uma outra grande parcela, o "Grande Olho" está também nelas mesmas. Um olhar que vigia cada passo, pesando sobre cada uma, que elas interiorizam como bruxas que são, como mulheres que são. Elas sabem que são avaliadas também pela média do valor das mulheres em geral e não apenas como indivíduos.

É interessante observar o Código Penal brasileiro, de dezembro de 1940. Dentre os crimes contra a pessoa, ele traz os crimes contra a liberdade sexual, a sedução e a corrupção moral, todos possíveis de ser cometidos apenas por homens contra mulheres. Evas são sempre vítimas de Adãos por que aquele lado carnal deles é incapaz de resistir a tanta tentação?

E elas prosseguem "tentando". As fadas Banshees que povoam as florestas da cultura celta, por exemplo, contêm uma beleza sedutora. É delas a tarefa de avisar às pessoas que a hora da morte se aproxima. Quer dizer, uma visão de beleza singular é prenúncio de morte certa, seja de quem as vê ou de alguém muito ligado a ela.

Beleza e morte estão presentes nas poções de feitiçaria. A infusão de lindas flores era receita de venenos fatais. Qualquer momento podia ser oportuno para o envenenamento. Assim se criaram belas jóias com espaço suficiente para ocultar o veneno, normalmente colocado por debaixo de suas preciosas pedras; jóias que se podiam levar na mão ou no pescoço sem levantar suspeitas.

A beladona era considerada a rainha das plantas venenosas pela bruxaria medieval. Seu nome nasceu da expressão de "doçura" que adquiriam as mulheres ao usarem o colírio que com ela se fabricava. Seus efeitos eram considerados tão potentes que, com o ungüento feito à base de seus frutos, as bruxas diziam voar no conciliábulo de bruxos e ter encontros apaixonados com o príncipe sonhado. A forma mais comum de usar esse ungüento era untar as partes mais íntimas do corpo com a ajuda do cabo de uma escova, o que lhes permitia cavalgar para além da realidade. Daí, acredita-se, surgiu o mito da bruxa voando sobre uma vassoura.

O sangue também era ingrediente mágico, vivo. Servindo-se de vassouras, as bruxas voavam pela noite atormentando o sono das pessoas com terríveis pesadelos e raptavam dos berços os recém-nascidos para beber seu sangue e preparar, com seus tenros corpos, poções espantosas.

O sangue menstrual incorporou-se também ao terreno da feitiçaria. Como a menstruação era um fenômeno incompreensível e inexplicável, gerava terror e era tido como venenoso. O sangramento já foi sinal de doença e castigo para a mulher ao pecado de não estar grávida.

Ao mesmo tempo, jogar fora aquele sangue mensalmente era bom para a saúde, um fenômeno purificador para a mulher, mas perigoso para os que entrassem em contato com ela. Temia-se que o simples toque de uma mulher menstruada coalhasse o leite, azedasse o vinho e cegasse o gume das facas.

Por si só, sangue é signo de violência e o fluxo menstrual retratava o sentido impuro emanado pela atividade sexual. A impureza é um dos efeitos da violência. Ainda hoje são muitas as pessoas que evitam relações sexuais durante a menstruação por acreditar que isso possa ser prejudicial à saúde, tanto da mulher quanto do homem.

Os judeus ortodoxos excluem a mulher da vida social durante o período em que está "impura", assim como não são raros os que ainda acreditam que o fluxo menstrual elimine toxinas. Essa teoria foi reforçada no início do século XX pela própria medicina – que dizia que quando o endométrio não escamava (no caso das mulheres com atrasos menstruais ou com longos períodos sem menstruar) ele se deteriorava e liberava substâncias, menotoxinas, que causavam dores e atacavam o cérebro provocando sérias alterações psíquicas.

Sabe-se hoje que distúrbios no ciclo menstrual podem trazer problemas à saúde feminina. A mudança de hábito da mulher moderna com respeito à idade da primeira gravidez e ao número e intervalo entre as gestações promovem o aumento de tempo de exposição ao estrógeno e o aumento no número de menstruações. Aliado a isso os fatores estressantes do sistema competitivo colaboram para a grande incidência de mulheres com distúrbios como a endometriose[10] e a tensão pré-menstrual – TPM[11], mas nada que justifique a crença de que com o sangue menstrual sejam eliminadas substâncias tóxicas ou venenosas.

---

10. Quando recebe estímulo hormonal, o endométrio (camada que reveste a parte interna do útero) aumenta de tamanho para receber o embrião. Caso não haja fecundação, ele se desprende e ocorre a menstruação. A endometriose acontece quando parte das células desse endométrio reflui para as trompas. Se essas células não forem absorvidas pelo organismo, podem permanecer nas trompas e nos ovários, desencadeando a doença, um processo inflamatório que pode ocasionar dores e aderências, prejudicando a ovulação e a fecundação e acarretando infertilidade.
11. Uma variedade de mudanças físicas e emocionais associadas às fases do ciclo menstrual. Dias antes da menstruação, e às vezes durante o fluxo, algumas mulheres ficam extremamente irritadas, ansiosas, choram sem motivo aparente, ficam deprimidas, sentem raiva de tudo e de todos.

11

As sereias e os botos

Eva possui mil e uma faces sedutoras. Para alguns, ela surge como sereia. Seu canto harmonioso, doce e tentador encanta marinheiros que perdem o rumo, atiram-se às águas à procura dela, deixando as embarcações vagando a esmo, despedaçando-se contra os rochedos, jogando no fundo do mar tudo o que contêm.

"É impossível fugir ao encantamento delas", diz o mito grego. A sereias originalmente nada tinham de bonito. Eram, na verdade, monstros bem diferentes da imagem divulgada por Hollywood. Ora tinham cabeça de mulher e corpo de pássaro, ora tinham o dorso inteiro de mulher e o corpo de pássaro da cintura até o pé. A imagem da sereia, metade humana e metade peixe, é uma deformação da mitologia.

Para os Adãos, seu canto significa sedução e morte, e, para as sereias, sobrevivência. Apenas Ulisses conseguiu ceder a esse impulso irresistível ao vedar com cera os ouvidos de sua tripulação e amarrar-se ao mastro do navio, quando passava por elas. Vencidas, as sereias deixaram que o mar as tragasse. Não podiam continuar vivendo.

"Se não sou capaz de seduzir a todos, não valho mais nada" devem ter pensado esses seres mitológicos que povoam nossos sonhos. Algo parecido com a crença de que a carne é fraca e de que o homem é incapaz de resistir à tentação da sedução, mesmo sabendo das complicações que ela implica, em alguns casos. Algo parecido com a obrigação que as mulheres sentem de ser musas sexuais perfeitas, irresistíveis,

Evas. Se não conseguem, caem do trono reservado às divindades e reduzem sua auto-estima a zero.

Não há nada de errado em querer ter um corpo bonito, de proporções estéticas harmoniosas. O problema é transformar essa busca numa obsessão. As Evas modernas sofrem de *anorexia*. Em sua maioria são meninas entre onze e dezoito anos, esquálidas, que quando se olham no espelho se vêem enormes. Por isso não comem. Não conseguem ter a dimensão real da própria imagem no espelho. Só conseguem perceber o estômago vazio. Casos graves pedem internação, não apenas com o objetivo de ganhar peso e saúde física mas também para evitar o suicídio numa crise depressiva. Está em jogo também a saúde psíquica.

Outras comem ansiosamente de tudo, e muito. Mas querem ser magras, ou melhor, macérrimas. A solução é comer e, em seguida, provocar vômito, tomar laxantes, diuréticos. É a chamada *bulimia*, quadro complicado, porém mais fácil de ser tratado. "Fechar a boca" ou "colocar tudo para fora" à força: tudo para alcançar o ideal do padrão estético.

As Evas mais maduras encontraram outro recurso: colocar silicone nas mamas e reesculpir as nádegas. Mas não é só isso. O padrão de beleza atual se baseia, principalmente, numa pele jovem clara, lisa, sem as marcas do tempo, hoje evitáveis por um bom período à custa de muito ácido retinóico, glicólico, kójico, fítico, hialurônico, vitamina C e botox. Aceitam-se algumas rugas, sim, mas não antes dos 55 anos. O estilo de vestir pode até ser sóbrio, mas o aspecto, a expressão facial tem de ser jovem, adolescente, ou melhor, adultescente.

O aumento da expectativa de vida tornou mais extenso, também, o tempo para curtir a aposentadoria, que para muitos deixou de ser o "pé na cova". Sem trabalho, com os filhos independentes e criados, é tempo de partir para uma nova adolescência. Já era hora de "prolongar" a vida, em vez de esperar a morte. A atual mulher de cinqüenta anos diz com mais facilidade, para não dizer orgulho, a sua idade simplesmente porque aparenta não tê-la. Ela se sente valorizada por ter a experiência de vida que uma jovem não tem e um aspecto físico que a jovem tem. Quer combinação mais perfeita e sedutora para homens de qualquer idade? Você pode até dizer que isso ocorre apenas nas classes de médio ou alto poder aquisitivo. No nível do concreto, sim. Mas no nível do desejo, da idealização, não. Todas têm acesso a esse padrão e o desejam.

Alguém que trabalha batendo roupa no sol desgasta rapidamente seu físico. Mas mesmo essa lavadeira, quando liga a TV à noite, vai admirar e ter como exemplo de mulher a musa da novela das oito. É aí que a sociedade constrói seu conceito de feminilidade. Mas temos um consolo. A mulher objeto, siliconada que vende apenas o corpo, é "objeto comercial". A mulher feminina, de aparência jovem e competente profissionalmente, é a meta, o que é uma grande evolução na construção do feminino.

O equivalente masculino da sereia, na mitologia, porém bem mais manso (reforçando a imagem de que seduzir é mais para a mulher) é o Tritão, em parte homem, em parte peixe, sedutor de jovens donzelas e considerado símbolo benigno pelos marinheiros, a quem ensinava a rota perdida durante as tempestades (além de manso ainda era bonzinho!).

Já a cultura popular brasileira colocou os botos na condição de grandes sedutores das águas. São mamíferos fluviais encontrados na Baía de Guanabara e no Amazonas. O tucuxi ou boto-vermelho vive no Amazonas e a ele os nativos associam várias histórias e lendas.

Contam que, em determinadas ocasiões, ele se transforma num belo Adão, um príncipe de cabelos negros e olhar enfeitiçador, sempre impecável com suas roupas muito brancas. Carregando uma viola, embala lindas cantigas que seduzem as donzelas. Como convém, essa lenda justifica o grande número de mães solteiras entre os que habitam os igarapés.

Porém, no meio de tanta poesia, os nativos também incluíram a morte. Alguns asseguram que, antes de ser transformado num "golfinho de água doce", ele era um índio formoso. Sua beleza e seus dotes "másculos" provocaram a ira do deus Tupã, que o condenou a viver nos rios e lagos. No entanto, o índio/animal manteve o poder de assumir a forma humana nas noites enluaradas e de atrair as mulheres. O desfecho dramático da lenda envolve a morte de um pescador, que na ânsia de adquirir o poder da sedução atirou-se ao rio e afogou-se. Entre os nativos há a crença de que, por essa razão, os botos empurram os corpos dos afogados até a margem dos rios.

Pênis e vulvas de botos-vermelhos são vendidos no mercado "Ver o Peso", no centro de Belém, como afrodisíacos. De acordo com um mito da região, colocar os genitais do animal na bebida ou na água do banho leva, quem beber ou se banhar no elixir, a experiências sexuais inesquecíveis. Testículos ou mesmo pênis de animais, desde a Antiguidade, têm a fama de ser afrodisíacos que agem diretamente nos genitais de quem os ingere.

É polêmica essa questão dos afrodisíacos. Vários alimentos e substâncias são célebres por estimular o desejo, excitar, ajudar na ereção, no alcance do orgasmo, na visão das "estrelas", no ouvir os "sinos", porém não há nenhuma comprovação científica. Existem, sim, medicamentos específicos que são prescritos para pessoas com disfunções sexuais, mas passam bem longe das receitas populares. Você pode dizer que a catuaba ou o pó de chifre de bode funcionou com você. Isso comprova que nossa mente e nosso desejo influenciam, e muito, nosso desempenho sexual. Bem mais que as substâncias.

Atrás de um poder de sedução à custa de substâncias, as academias de musculação estão cheias de Adãos com pretensões a botos urbanos que consomem desregradamente anfetaminas para acelerar a queima de gordura, anabolizantes e hormônios de crescimento para aumentar a massa muscular e estimulantes para ganhar energia. O consumo de anabolizantes e anfetaminas, além de causar dependência, traz graves danos à saúde, como problemas renais, hipertensão, taquicardia e arritmia, podendo até levar à morte.

Alguns deles têm bigorexia ou dismorfia muscular[12], uma doença caracterizada por exercício compulsivo e pela convicção irracional de que se é fraco e esquelético, ainda que esteja cheio de músculos. Além de ter a imagem corporal distorcida, essas pessoas sofrem distúrbios de alimentação e negação do prazer (que não esteja dentro da academia).

---

12. A dismorfia muscular é um subtipo de desordem dismórfica do corpo, ou DDC, que só recentemente começou a ser estudada a fundo. Pode ser desencadeada pela soma de fatores biológicos, psicológicos e socioculturais. Os que sofrem do distúrbio são incapazes de aceitar pequenas imperfeições e acreditam ter defeitos que, na verdade, são produto de fantasias.

12

A paixão e a morte

Sedução, conquista, morte são temas inúmeras vezes representados em óperas, poemas, romances, novelas, filmes etc. – em todas as línguas, culturas, povos. Afinal, um "grande amor", se impossível, vem, não raro, acompanhado de uma "grande tragédia".

Para alguns, a separação de um ente querido chega a ser tão insuportável que a "melhor" opção que lhes vêm à mente é a própria morte ou a do ser amado, por meio do suicídio, do assassinato passional ou de um acidente. É mais fácil aceitar perder o amor para a morte que para a vida ou para outro. São formas de interiorizar o outro, já que não se pode tê-lo na realidade.

Não foi o que aconteceu a Romeu e Julieta? William Shakespeare narra um amor proibido pela rivalidade entre as famílias que levou os dois a se matar. Romeu, junto ao corpo de Julieta, que estava aparentemente morta, se matou, pois acreditava que somente a morte seria capaz de reuni-los. Mal sabia ele que, se tivesse agido como os príncipes encantados dos contos de fadas, em que o tempo e um simples beijo apaixonado são capazes de despertar as amadas, os dois teriam sido felizes para sempre. Como são incertos os limites da vida e da morte...

A história de Édipo também levou o amor a procurar a morte. Abandonado ao nascer, ele foi criado por camponeses sem saber quem eram seus pais legítimos. Seu fim foi perfurar os próprios olhos ao descobrir que sua amada, Jocasta, era, na verdade, sua mãe biológica. Ela se enforcou para fugir da idéia de que alimentara uma relação de amor incestuosa. É um exemplo da culpa que o amor pode trazer. Já percebeu como ninguém precisa nos ensinar o sentimento de culpa? As pessoas simplesmente nos ensinam do que nos devemos sentir culpados.

Que viva o amor, contra tudo e todos, nem que seja pela morte. A história de Tristão e Isolda, romance que data do século XII, tornou-se a mais popular história profana da Idade Média. Envolve paixão e morte, amor, casamento e adultério; amizade, sexo e desejo. O sagrado e o profano. Os dois se apaixonam ardentemente, à custa de uma poção mágica com "prazo de validade". Na vida real, chamamos esta porção mágica de *paixão*. Quando a duração do elixir acaba, cessa a paixão, este sentimento cíclico, que sobe e declina, flutua.

Isolda é esposa do rei Marcos, de quem Tristão é cavaleiro, nomeado também seu herdeiro. A infidelidade dos dois acaba com um golpe de lança envenenada em Tristão. Ao vê-lo morto, Isolda estende-se sobre seu corpo, expira e morre. A morte prolonga a paixão, supera o limite que a mata, põe fim ao fim. Para preservar a paixão, procura-se a morte, nem que seja a própria.

Que coisa mais "linda" esse tipo de romance que envolve desencontros. Como nos compadecemos dos casais fadados a viver separados apesar de se amar tanto! Como sofremos com suas histórias, choramos e muitas vezes, desejamos ter vivido uma história assim...

Na vida real, é difícil admitir a perda do objeto de amor, mesmo que para a morte. Conheci um homem que passou toda a vida dedicando-se à noiva, morta quando ele ainda era jovem. Nunca mais se vinculou afetivamente a outra pessoa. Ia toda semana ao cemitério depositar flores para a amada, até morrer solteiro aos 85 anos.

Cortar vínculos que o amor, ou a paixão, faz, é bastante difícil. Às vezes, é difícil matar o outro dentro de nós, principalmente quando o outro simboliza o caminho onde cremos estar nossa felicidade. Um amor impossível parece sempre maior do que de fato é. Muitas vezes, a paixão representa um ícone fabricado pela própria pessoa para que depois ela possa ser aquecida por sua companhia. Quando a paixão se vai, leva nossos sonhos. Então é melhor que não vá, nem que seja no nível do nosso desejo.

A definição de paixão contém desde amor ardente e entusiasmo muito vivo por alguma coisa até desgosto, mágoa e sofrimento. O cristianismo usa a palavra paixão para descrever o martírio e a morte de Cristo. Analisando sua história friamente, só mesmo uma certeza bem grande do que ele pretendia, uma paixão ilimitada por seus ideais, justifica a entrega que Jesus fez de si.

Interessante essa idéia do herói. Ele "consegue" elevar-se acima dos instintos da matéria. Sua vontade, que prefiro chamar de paixão pelo seu ideal, domina as resistências do corpo, ganha força e vai além do que consideramos possível. Já se viu nessa situação? Não é o que fazemos quando estamos apaixonados não apenas por alguém, mas também por um ideal? Não há nada que nos impeça de buscar as realizações de nossos sonhos. Impulsionados, Adão e Eva se superam.

A paixão tem sua pulsão de vida. Estar apaixonado, muitas vezes, nos faz melhores. Faz-nos descobrir nossos valores, nem que seja na tentativa de mostrar-lhes ao objeto amado.

Porém, minha paixão pode transformar o amor da minha vida em amor da minha morte. *Amour-passion*, dizem os franceses, é o amor passional. A morte também pode ser passional, movida pela mesma paixão. *Crime de passion*. Quantas vezes já ouvimos histórias de "crimes de amor" que se confrontam com o *slogan* "Quem ama não mata"? Quem mata "por amor", além de desejar reter dentro de si o objeto amado, pode querer vingança contra esse amor. Tem o amor-próprio ferido e fere o próprio amor. E não são poucos os que pensam assim. Estatísticas mostram que entre 45% e 60% dos assassinatos de mulheres no mundo são cometidos por homens com quem elas tiveram algum tipo de envolvimento afetivo e se decepcionaram.

Advogados de defesa dos que "mataram por amor" normalmente procuram atenuar o ato, justificando que eles agiram assim por estarem dominados por uma "violenta emoção". Nem sociedade nem justiça aceitam mais a tese da "legítima defesa da honra". Mas o que seria agir sob "violenta emoção"? "Bem, na verdade, eu não tinha a intenção de matar, mas algo fugiu ao meu controle." Ah! Emoção! Penetra na personalidade e a domina. Como a paixão, é precipitada, irrefletida, arrebata. Evocando a violenta emoção, o homem se revela um apaixonado.

E quem julga esses crimes, em juízo, não são técnicos guiados pela razão. São pessoas comuns, movidas pela emoção e pela paixão, que formam um júri com poderes de condenar ou inocentar. Vence o advogado com maior poder de persuasão, ou melhor, de despertar as emoções populares.

Mata-se também quem tirou a vida de nosso objeto de amor, o que reforça a idéia de que o amor pode despertar nosso lado vingativo. A história de Inês de Castro, um dos temas mais poéticos da literatura portuguesa do século XIV, é um dos clássicos exemplos disso.

Dom Pedro, filho do rei Afonso IV, de Portugal, apaixona-se por Inês, dama de companhia de sua esposa. Aproveitando a ausência de Pedro, que saíra para uma caçada, Inês é assassinada. Tem a cabeça decepada por uma espada a mando do rei-sogro e seus conselheiros.

Indignado com a execução de Inês, dom Pedro declara guerra ao pai, que morre alguns anos depois. É então contra dois dos algozes de Inês que Dom Pedro volta seu ódio com requintes de crueldade cheio de simbolismo. Arranca-lhes o coração, um pelas costas e outro pelo peito, castigos próprios da época. Manda exumar os restos mortais da amada, transfere-os para Alcobaça e a coroa rainha. Por onde seus restos mortais passavam, as pessoas se ajoelhavam.

Costumamos utilizar a expressão "de que adianta agora que Inês é morta" quando queremos dizer que é tarde para fazer alguma coisa. Mas, na verdade, muita gente, mesmo ferida, sente a alma lavada pela vingança mesmo quando "Inês é morta".

Torcemos por Russell Crowe no filme *Gladiador*[13](Ridley Scott/EUA/2000), por Mel Gibson no filme *Coração valente*[14](Mel Gibson/EUA/1995), e por tantos outros mocinhos em sua luta para vingar o sangue das amadas. Muitas vidas não valem a vida de seus amores. Damo-lhes razão pois, por mais que sejamos contra o assassinato, contra os crimes passionais, nessa hora, estimulados pela idéia da fantasia romântica ou pelo desejo "enrustido" de vingança, achamos justificativas para o "matar por amor". Porém, sem os requintes hollywoodianos, condenamos Adãos e Evas que se matam nos bares da esquina, nas camas de motel, na vida real.

---

13. *Gladiador*, do diretor Ridley Scott, conta a história de Maximus, um justo e exemplar general romano que havia sido escolhido para ser o sucessor do imperador Marco Aurélio. Ele é traído por Conmadus, que, por ter sangue real, se sente no direito de tomar o poder e de forma brutal assume o trono. Além das arbitrariedades de Conmadus, o que causou enorme revolta em Maximus e serviu como estopim para a vingança foi o assassinato de sua família a mando do tirano. O ex-general se torna um gladiador "invencível" em todas as arenas até que, ao final, ele enfrenta e mata o traidor.
14. *Coração valente* foi dirigido e estrelado por Mel Gibson, e nesse filme a vingança também aparece como tema central. Conta a história de um rebelde escocês, William Wallace, que se levanta contra a tirania do rei inglês Edward I e comanda heroicamente uma revolta após ver sua família brutalmente assassinada pelos soldados do rei.

Parte 3

O erótico e o macabro

13

O sexo obscuro

O erótico aparece associado à morte na *art moriendi* a partir do século XVI. Literatura, pintura e teatro uniram a morte ao amor; os espetáculos de morte e sofrimento misturam agonia e sensualidade. Os quadros que mostram o suplício de São Bartolomeu retratam seus algozes com belos corpos nus; William Shakespeare dá a Romeu e Julieta um final dentro do túmulo dos Capuleto.

Esta aproximação de Eros e Tânatos nas artes revela a tendência de Adão de pensar na morte como uma ruptura que começava a surgir nesse período. Essa noção de ruptura nasceu primeiro no mundo dos fantasmas eróticos e passou para o mundo dos fatos reais e concretos no século seguinte. Traduz a atração que o homem tem pelas coisas mal definidas, como o limite entre a vida – refletida na sexualidade – e a morte – refletida no sofrimento.

A morte deixa ser apenas uma necessidade. Agora pode-se usufruir e tirar proveito dela, gozá-la. Não que tenha passado a ser desejada. Ela começou a despertar admiração por sua beleza. A beleza deixou de estar apenas no corpo vivo, fazendo-se presente também no corpo morto, que ganha cores e tons distintos. Nada de destruição. Nada de vermes. Nada que se assemelhe ao tom verde da decomposição.

Um dos grandes representantes do erotismo macabro foi Albrecht Dürer, considerado um dos maiores artistas alemães e que influenciou tantos outros. Dürer interpretava temas religiosos e profanos, sendo de sua autoria a tela *O ca-*

valeiro do Apocalipse, na qual aparece o cavaleiro montado num animal esquelético, porém com o órgão sexual intacto e bem destacado.

Temas profanos, moralizadores, com a predominância de belos nus femininos, delicados e sensuais, alegorias à fragilidade da vida sempre acompanhadas da morte são interpretados com freqüência em pinturas e gravuras alemãs da época. Morte e prazer se confundem, fundem-se. Uma não impede a outra; ao contrário, a morte exalta, convida ao prazer. O corpo sem vida ganha *status* de objeto de desejo.

O erotismo macabro aparece também na literatura com uma diferença de abordagem entre a primeira metade do século XVII e o final do século XVIII. Nas duas épocas os suplícios são "deliciosos", os cenários são túmulos e cemitérios, os corpos são de inigualável beleza. Porém, o teatro do século XVII destaca o tema do falso morto, coincidindo com o medo da morte aparente na "vida real". Tudo se passava ainda no inconsciente e no inconfessado; uma moralidade de última hora dava um final fantástico à ação, impedindo a consumação da relação sexual. Os amantes se abraçavam no fundo do túmulo, lugar destacado na época como favorável ao desejo. Entretanto, na hora da cópula o corpo inerte sempre acordava: era o falso morto. Algo parecido com o desejo adolescente de "fazer de tudo" e não precisar viver as conseqüências de nada.

Já os textos do século XVIII estão repletos de cenas de amor e de cópula com os mortos. São temas freqüentes nas obras do Marquês de Sade, que descreve, em várias de suas histórias, pessoas que se fecham em igrejas à noite com o objetivo de abrir um túmulo, seja para "matar a saudade" do morto, para roubar as jóias do cadáver ou por perversidade sexual. O próprio Sade confessa que várias histórias baseiam-se em fatos reais, porque muitos dos defuntos começaram a ser violados e violentados com o pretexto de se estudar anatomia. A literatura erótica dos séculos XVII e XVIII assimilou duas transgressões da vida regular e ordinária da sociedade: o prazer sexual – o orgasmo – e a morte.

Analisando-a, arrisco afirmar que o erotismo macabro pode ser encontrado também, simbolicamente, nos contos de fadas, outra forma de literatura coletada da sabedoria popular, explorada a partir do século XVII. Os contos de fadas são uma forma de expressão da sexualidade infantil e muitos deles mesclam sexualidade e "morte", como símbolo de uma passagem da fase infantil para a maturidade sexual e psíquica. Assim é em *Bela Adormecida* e *Branca de Neve*. Seu sono refere-se ao período de dormência da sexualidade. A ferida provocada pela agulha do fuso e a mordida na maçã simbolizam o sangramento causado pela menstruação e também pelo rompimento do hímen na primeira relação sexual. Já o despertar a partir de um beijo de amor verdadeiro reforça a idéia de que corpo e mente devem estar maduros para encarar o despertar sexual.

A partir do século XIX, as imagens da morte nas artes tornaram-se cada vez mais raras e acabaram desaparecendo, pois ela se converteu numa força selvagem e incompreensível, assim como o sexo, em resposta às idéias impostas pela era vitoriana.

Existe na era moderna um erotismo macabro? Se Adão levasse Eva e sua prole aos grandes museus depararia com telas em que o erótico e o sensual fascinam, como *O homem e a morte*, *A mulher grávida e a morte*, ambas de 1911, e *A morte e a rapariga*, de 1915, assinadas pelo austríaco Egon Schiele, um dos expoentes da arte erótica do século XX.

O espanhol Pablo Picasso é conhecido como um artista de imagens arquetípicas, de uma iconografia de sexo e fertilidade, de nascimento e morte, de amor e violência. *Guernica*, de 1937, sua obra mais famosa, é um violento e comovente painel sobre a Guerra Civil Espanhola: um massacre friamente ordenado e executado, um Apocalipse da natureza humana. Ele volta ao tema massacre em 1951, quando retrata a Guerra da Coréia com uma sensualidade surpreendente. A tela *Matanza en Corea* mostra mulheres e crianças dispostas em frente de um pelotão de fuzilamento cujos soldados estão nus, com músculos bem definidos e corpos esculturais. Novamente a presença do dilema entre harmonia e horror.

O surrealista Salvador Dalí unia o erotismo ao místico, à guerra. É considerado o "pintor dos paradoxismos viscerais". Suas biografias contam que Dalí tinha uma obsessão sexual e autodenominava-se "o grande masturbador", nome de uma de suas obras, de 1929. A tela *Espectro del sex-appeal*, de 1934, retrata um grande corpo humano agitando braços e pernas, estrangulando-se em delírio.

Hoje, o erotismo macabro se manifesta muito mais no real, no concreto, do que no fantástico, no imaginário, nas artes. Basta abrirmos as páginas policiais dos jornais para termos exemplos disso. Basta ligarmos a TV e assistirmos a poucos minutos de programas sensacionalistas que exploram a miséria humana, que promovem *shows* protagonizados por pobres desgraçados ou loucos. Programas que ganham audiência ao unir a morte ao amor imoral, doentio; ao ligar o orgasmo à corrupção moral. Programas que se promovem em cima da idéia de ser "assistencialistas", mas na verdade não passam de grotescos *shows* de horror.

O pior é que nos deliciamos com esses quadros, damos muitas gargalhadas e, ao final, aplaudimos. Depois dobramos o jornal, desligamos a TV e, simplesmente, vamos dormir como se nada daquilo existisse, ou continuasse a existir, e não nos seduzisse.

14

O gênero horror

Filmes de terror são sucesso de massa. Adão paga ingresso para sofrer, para morrer de susto, de aflição e de medo, para experimentar sensações que o cotidiano não proporciona. O medo aqui não vem das ameaças constantes do dia-a-dia. Não é como o medo de um assalto, de um acidente, de ser atacado por um animal feroz ou de não conseguir chegar a tempo àquela reunião.

Em sã consciência, Adão nenhum deseja vivenciar o medo do que é real. Na ficção, no fantástico, o medo vem do sobrenatural e diverte, porque não ameaça; exerce também certo fascínio, uma atração. "Me deixa tenso, mas eu quero ver", diz ele. Pelo mecanismo de identificação, podemos tomar o lugar da vítima ou do monstro e ter aventuras imaginárias que satisfazem impulsos anti-sociais sem a necessidade de realizá-los concretamente. Além de não nos ameaçar, nós também não nos envolvemos.

Da mesma forma que se fez uma ligação entre os contos de fadas e a sexualidade, percebe-se uma relação entre o gênero terror e o amor, sobretudo o profano. Para alguns estudiosos, a razão da popularidade dos monstros reside nos traumas sexuais da adolescência. Tanto monstros como adolescentes passam por transformações "horrorosas": pêlos grossos emergem inconvenientes, espinhas explodem, quadris, peitos e bundas avolumam-se. Eles expelem sêmen, voluntária ou involuntariamente, à noite. Elas sangram. São verdadeiras "metamorfoses ambulantes": monstros e adolescentes. E ambos vivem uma fase de conflito, necessidade de se auto-afirmar, de mostrar independência. A todo momento nos lembram de que são alguém a ser "engolido", doa a quem doer; que são alguém que, por mais que fujamos dele, nos aparece nas horas mais inconvenientes.

Ao final, depois do tumulto e do pânico, após espalhar perigo e deixar rastros e seqüelas, a paz volta a reinar no mundo imaginário dos filmes de horror; na vida real, o adolescente amadurece.

O sexo é ingrediente essencial nas duas histórias. Exatamente na hora em que o amor "esquenta" na tela, os personagens fazem silêncio ou soltam gemidos de prazer, o ambiente escurece ou se enche de névoa, a música assume o ritmo alucinante, a donzela vai se banhar, os corpos desnudos se tocam e percebem que ele – o monstro – ataca suas vítimas, como se ninguém pudesse gozar sem ser castigado. O horror toma um caráter repressor; a diversão sexual, um caráter perverso. A morte se identifica com o desejo proibido, anormal, sedutor e corruptor dos inocentes, o que explica também o grande número de virgens, freiras, monjas que aparecem possuídas pelo demônio no cinema. No fundo, o gosto de Adão em ver o santo violado ajuda a diminuir-lhe a culpa de desejar o sujo.

Na vida real, é exatamente na hora em que os hormônios sexuais começam a "borbulhar" que os personagens descobrem a atração, o desejo; o ambiente social, os lugares que passam a freqüentar sozinhos favorecem os encontros, a música deixa de ter o tom inocente e infantil e também se torna alucinante; as drogas entram em cena, príncipes e donzelas se exibem, a sensualidade domina o ambiente e eles – adolescentes – se vêem ameaçados por uma série de medos, ansiedades, conflitos e perigos – alguns imaginários, outros reais. E aí começa a grande perseguição da sociedade ao desejo adolescente traduzida pela ditadura da camisinha. Usá-la é preciso. A Aids está aí e não está para brincadeira. Tanta recomendação (camisinha, pílula, maturidade, pessoa certa, local adequado etc.) pode tornar o sexo algo torturante.

É interessante observar que no cinema de horror para o público adolescente os jovens se encontram isolados do mundo adulto, pintado muitas vezes como hostil, já que freqüentemente os assassinos são mais velhos. Longe da tutela dos mais velhos e experientes, eles se tornam mais vulneráveis a assassinos. Como ainda não têm autonomia e poder, os adolescentes são presas fáceis, vítimas por excelência.

Em geral, nos filmes os ataques dos mortos-vivos são associados à violência sexual. Já os movimentos dos monstros, ao despertarem de sua flacidez e impotência inicial, associam-se ao movimento natural da ereção peniana. Os miasmas, as geléias e os plasmas – emanações fétidas e fluidas – expelidos pelos monstros lembram a emissão do esperma, fruto da ejaculação, e a violência física das criaturas horrendas, alude ao falo do macho humano. Quanto horror! Quanto sexo!

Os buracos escuros fazem parte da receita de qualquer filme de horror, como se, a todo momento, nos lembrassem de que a cova escura e sufocante é nosso destino comum. O buraco, sempre negro e sinistro, abriga o desconhecido e engole, sem piedade, tanto monstros como heróis. É sinônimo de "perdição": nele se cai, se afunda e desaparece. Ironicamente, crateras e fendas podem ser também sinônimo de vida quando se prestam ao papel de ser a passagem para as secreções sexuais e seus frutos.

Nesse cenário, vampiros e dráculas ocupam um espaço especial. Seus amores são malditos. Vão contra a estrutura do matrimônio, berço do desejo controlado pelo amor, ao incorporarem as relações puramente físicas e não institucionalizadas. Vão contra o caráter virginal das heroínas, destacando a sensualidade das vampiras. Revoltam-se contra a ordem pura e sagrada, instalando a ordem corrupta e maldita. O vampiro é nobre; o herói, burguês. O vampiro vive de "brisa" e sangue fresco; o burguês, do suor de seu trabalho, mesmo que esse trabalho seja explorar seus semelhantes.

Encontram-se, em suas histórias, sedução, estupro, sexo grupal, necrofilia, pedofilia, incesto, adultério, sexo oral, menstruação, doenças sexualmente transmissíveis (DSTs), voyeurismo e muito mais. Alguns estudiosos associam o vampirismo ao homoerotismo. Como os vampiros, o homossexual é socialmente condenado a viver nas sombras, impedido de mostrar às claras seu desejo, ao contrário dos casais heterossexuais. Tanto vampiros quanto homossexuais representam uma ameaça fatal às instituições sociais. Daí sua vinculação com a morte. Os vampiros são como Don Juan, sedutores insaciáveis que, com um olhar hipnótico, atraem homens e mulheres, contaminando-os com sua luxúria. A dentada no pescoço e a sucção de sangue assemelham-se ao contato agressivo e carnal do coito e aos espasmos do orgasmo. Sua verdadeira natureza é bissexual, promíscua. É a própria encarnação do mal, do mal que excita.

Hollywood tratou de modernizar a imagem dos vampiros. Enquanto no século XIX, quando suas histórias começaram a ser escritas, a imagem passada por eles era de sedutores horripilantes que causavam pavor às vítimas nos castelos mal-assombrados, os vampiros atuais são mais belos que os mocinhos. Moram em apartamentos sofisticados, vestem-se com roupas de grife, transitam pelos grandes centros urbanos em seus carros esportivos carregando a tiracolo seus *notebooks* e celulares, e conquistam suas presas pela internet ou nos badalados bares e boates da moda, em meio a muito "sexo, drogas e *rock'n roll*".

Algo parecido com os "vampiros reais" que "sugam" seus parceiros com o ciúme doentio, uma dominação muitas vezes subliminar, uma necessidade de exercer poder e controle, mesmo que à custa da anulação do outro. "Dar o sangue" pela relação é uma simbiose que asfixia o amor, nega a liberdade e a individualidade tão necessárias à saúde de qualquer parceria.

15

O mal do amor

Vampiros, Dráculas e Frankensteins são inimigos da sociedade organizada do século XIX. De certa forma traduzem o espírito pessimista e inconformado em relação à ordem vigente, princípios-base do gênero literário da época. O Romantismo se tornou um movimento universal unificado entre o século XVIII e a primeira metade do século XIX em substituição ao decoro, à contenção e à razão do absolutismo. Da França, o Romantismo espalha-se por toda a Europa e América, baseado no ímpeto liberal e revolucionário que o movimento adquiriu no contato com a Revolução Francesa. Refletia a imaginação, a paixão, o entusiasmo, a emoção e a sensibilidade, sentimentos presentes em diversos tempos e várias culturas.

Não há lógica na atitude romântica; a regra é oscilar entre a alegria e a melancolia, o entusiasmo e a tristeza. O espírito romântico foge da realidade para um mundo idealizado à imagem de suas emoções e de seus desejos; é atraído pelo mistério da existência, que lhe parecia envolvida pelo sobrenatural e pelo terror, fato que explica em parte o espaço para a literatura de horror na época.

A beleza fascinava, era motivo de contemplação. Era pálida e maldita, tornando, também, maldito o amor. Tédio, muito tédio. As mulheres eram, literalmente, fatais. Morria-se pela sua beleza, morria-se de amor. O ideal exótico, a projeção fantástica de uma necessidade sexual e o ideal erótico caminham lado a lado. O amor era melancólico, a vida frágil, enquanto o sentimento que o levava à morte era vivo, ardente e inebriante. Terror misturado à volúpia. Era o chamado "Mal do Século".

O romântico entregava-se à vida desregrada, descuidava da saúde, pois só lhe importavam as coisas do espírito. Castro Alves e Álvares de Azevedo morreram antes dos trinta, Mariano de Larra e Camilo Castelo Branco suicidaram-se. "A vida como aventura" era o lema para quem o dignificante e glorificante era morrer jovem, tísico, fraco, febril devido ao idealizado, inatingível, voluptuoso, ansioso.

A Revolução Industrial influenciou também o pessimismo romântico. Emergiu a figura do ser humano convertido em peça mecânica de uma engrenagem alienante. O indivíduo, inserido nas regras do novo mundo burguês, viu-se obrigado a vender suas horas realizando trabalhos rotineiros em troca de um salário e de uma vida medíocre. Os Adãos românticos sentiam-se criaturas infelizes e desajustadas, a quem apenas a morte foi capaz de entender e aconchegar.

E como ficaram as Evas românticas? O lema da Revolução Francesa – Liberdade, Igualdade e Fraternidade – não alcançou as relações de gênero. Ao contrário, no período em que Adão conheceu as possibilidades de emancipação e progresso, a ciência e a filosofia trataram de manter Eva atada à sua responsabilidade natural. A mulher burguesa não é só mãe por vocação, mas também tem seus desejos sexuais limitados, controlados e orientados para casar virgem, ser fiel e negar os prazeres mundanos.

Em prosa e verso, o Romantismo brasileiro exaltava a mulher de sua terra pelas qualidades afetivas e morais. Ela era "valorizada" como célula *mater* da família e da sociedade, elemento decisivo dos padrões de educação. Sua falta de instrução era "superada" pelas qualidades do coração e dos costumes. Quanta pureza! Quanto conflito!

O interessante é que até o final do século XVIII teorias científicas diziam haver um sexo único que se manifestava de maneiras opostas e complementares no corpo de homens e de mulheres. O masculino dava forma à matéria fria e inerte presente no feminino, pensavam os gregos. Os ovários e o canal vaginal eram o negativo imperfeito do pênis e dos testículos, diziam os anatomistas do Renascimento. Com isso, a teoria do sexo único justificava o poder masculino e a insignificância feminina, a quem ficaram reservadas as coisas do espírito e as tarefas maternas. Mas eles sabiam justificar a necessidade de haver entre eles este ser menor: "Existe um sexo, o masculino, e seu comportamento menos perfeito, porém necessário, o feminino".

16

O desvio do sexo

Semanticamente, a palavra desvio quer dizer inclinação, afastamento, mudança de direção. A definição dada pela sociologia para um desvio de comportamento segue o mesmo princípio. Ele ocorre quando há quebra de um acordo comum criado por um segmento da sociedade. Dessa forma, o comportamento sexual desviante é aquele que ultrapassa as normas de conduta; é praticado por uma pequena faixa da população, e quase sempre é proibido por lei.

Se Adão e Eva obedecessem apenas ao instinto, no campo sexual em particular, teríamos uma sociedade extremamente permissiva e perversa. Porém, um certo número de regras canaliza o apetite sexual, tornando-o uma força socialmente estruturante e estruturada. O que é praticado pela maioria dos indivíduos não é desvio, é considerado normal. Assim são nossas leis morais, de maneira geral.

Na verdade, como grande nação católica que somos, a sociedade considera desviante qualquer relação sexual que não vise à reprodução. Considera, apenas. Porque, no fundo, por conveniência ou sabedoria, deixa essa premissa para ser seguida apenas pelos fiéis mais fiéis, e hoje só é pregada pelos religiosos mais convictos.

As variações em torno da relação sexual são, até certo ponto, saudáveis e desejáveis desde que o casal se sinta bem em praticá-las. São os jogos sexuais em busca de um maior prazer ou de um "tempero" diferente, como manter uma relação num local que não seja a cama, as "leves" mordidas na nuca, o sexo oral e o anal, entre outras práticas.

É importante saber que em sexualidade não se devem considerar os conceitos de certo e errado. Falamos em adequado e inadequado. Vamos analisar o uso de artifícios adquiridos num *sex shop*, como vibrador, por exemplo. Imaginemos que Adão insista em recorrer a um vibrador para aumentar a excitação de Eva e a dele, que gosta de ser espectador do gozo da mulher. Ela não aceita por princípios morais (é uma prática condenada por sua religião), considera uma aberração animalesca e, na única vez que tentou ceder à insistência do marido, sentiu-se muito mal. Adão a inferniza sempre que vão transar insistindo na prática. Eva chora, não agüenta mais, a ponto de essa situação prejudicar o casamento deles. Parece-nos que o casal apresenta uma inadequação sexual.

Vamos imaginar uma situação diferente para eles. Adão e Eva encontram, os dois, prazer nessa prática e utilizam-na como alternativa na hora da relação. Estão adequados, concorda? Outro exemplo. Ela tem um apetite sexual voraz, insaciável. Ele, ao contrário, se satisfaz com uma única relação sexual por semana. Não deseja mais. Eles constantemente brigam por isso, a ponto de Adão ir deitar mais cedo que Eva para evitar um contato mais íntimo. Quando transa com maior freqüência, o faz forçado. Isso o incomoda e, sem dúvida, a ela também. Estão sexualmente inadequados.

"Qual a solução para os casos de inadequação?", você pode estar perguntando. Quando há uma inadequação sexual mas um desejo enorme de manter o relacionamento, por amor ou qualquer outra variável, preferencialmente o casal, ou um dos dois, deve procurar uma terapia que possa ajudá-lo a descobrir as razões disso tudo e tentar mudar o quadro. Caso não haja um vínculo forte ou o desejo de manter o relacionamento, o casal pode vir a se separar, nem que sejam apenas seus corpos, ou prosseguir em seus "combates".

Entre os comportamentos desviantes estão os chamados *transtornos de preferência sexual*, conhecidos, até pouco tempo, como *perversões* e *parafilias*. São práticas sexuais que condicionam o prazer a algum objeto ou circunstância que não a outra pessoa. Por exemplo: um homem para quem apenas olhar algo que o seduza e o excite substitui completamente as atividades sexuais "normais" enquadra-se num transtorno denominado *voyeurismo*. Gostar de olhar aquela vizinha pela fresta da janela quando ela sai do banho pode ser algo bastante tentador e excitante, a ponto de motivar uma masturbação bem prazerosa. O que faz do olhar um transtorno de preferência sexual é quando não se quer ir além dele, não se deseja o contato com outro, qualquer que seja.

Os transtornos de preferência sexual atingem muito mais homens que mulheres, acredita-se que na proporção de dez para uma. As razões desse desnível, porém, não estão claras para os especialistas e ainda geram muita polêmica nos meios científicos.

São diversas as práticas que se encaixam nessa classificação, e, sendo o comportamento humano tão variado, a todo momento surgem novos transtornos. A *zoofilia* ou *bestialismo*, o sexo com animais, é um dos mais conhecidos. É preciso diferenciar a zoofilia enquanto transtorno (na qual o indivíduo mantém esse desejo ao longo da vida) daquele desejo transitório de se relacionar com animais que ocorre principalmente na infância e na adolescência, decorrente da curiosidade ou da impossibilidade de encontrar parceiros humanos.

Um dos transtornos mais incidentes é a *pedofilia*, exploração ou atos sexuais com participação de crianças, púberes ou adolescentes. Para ser considerado pedófilo, o indivíduo tem de ter no mínimo 16 anos e ser pelo menos cinco anos mais velho que o abusado. Não estão incluídos nessa categoria indivíduos em final de adolescência que se envolvem em relacionamento sexual com outros de 12/13 anos. Na outra ponta estão a *gerontofilia*, o desejo e a busca de contemplação sexual de um jovem com uma pessoa bem mais velha; e o incesto, relacionamento sexual no qual existe consangüinidade entre os participantes.

O *sadomasoquismo*, o prazer em infringir e sentir dor, é uma prática muito divulgada, principalmente em filmes de cunho pornográfico, e até certo ponto faz parte das fantasias sexuais de qualquer um. Mas o sadomasoquismo patológico difere das práticas que compõem o jogo sexual. Volto a lembrar que no transtorno de preferência sexual pouco importa quem seja o parceiro. O prazer está condicionado à prática e não à presença do outro.

Outro transtorno de preferência sexual é a *acrotomofilia*, excitação com portadores de amputações, tendo como transtorno complementar a *apotemnofilia*, obtenção de excitação e orgasmo decorrente da possibilidade de ser amputado. Os que se sentem atraídos por deformidades físicas são *dismorfofílicos*; *alotriorastia* é a excitação com pessoas de outras etnias; *amaurofilia* a excitação por parceiros que usam máscaras. O *anaclitismo*, ou *infantilismo*, atinge aquele adulto que obtém excitação sexual de atividades ou objetos como se fosse criança; *anastemafilia* é a atração sexual por parceira muito alta ou baixa; *automisofilia* é a excitação advinda de sentir-se sujo e *misofilia* é a erotização com o uso de roupas sujas ou de odores em decomposição.

Excrementos são estimulantes sexuais para os *cropofílicos*, que se excitam com o odor, a visão ou o contato com fezes, prática conhecida também como *banho de lama*. Seus adeptos podem chegar a ingerir as fezes, sendo eles denominados *coprofágicos*. Os que se sentem atraídos pela urina são praticantes de *urofilia*, prática conhecido também como *chuva dourada*. Já o *banho romano*, ou *emetofilia*, é a erotização obtida com o ato de vomitar ou ver outros vomitar. É *menofílico* aquele que precisa que a parceira esteja menstruada para que ele obtenha prazer sexual, e os absorventes íntimos femininos são o objeto de desejo dos adeptos da *hemotigolagnia*.

Falar sobre temas eróticos ou pornográficos leva o *erotofílico* ao prazer, enquanto quem só se excita com telefonemas obscenos é praticante da *telescaptofilia*. Já *erotografomania* é a erotização com a escrita de textos sensuais.

Fetichismo é um transtorno bastante conhecido que consiste na utilização de objetos inanimados, geralmente roupas, ou atenção apenas para determinada parte do corpo de outra pessoa para obter excitação ou satisfação sexual; *fistfucking* é a inserção progressiva da mão e às vezes do braço no reto e na parte mais baixa do intestino ou a inserção da mão ou do antebraço na vagina. *Fronteurismo* é roçar, esfregar-se no corpo da outra pessoa sem que ela esteja consentindo na ação; *podofilia* é um conjunto de atividades eróticas que envolvem especificamente os pés.

Você pode estar questionando aqui o conceito de adequado e inadequado porque classifica todos esses exemplos como práticas sexuais erradas. Na verdade, em alguns desses casos existe também uma adequação.

Imaginemos que Adão seja *voyeur* e Eva exibicionista. Ele condiciona seu prazer a apenas olhá-la nua enquanto se masturba. Ela condiciona seu prazer em se mostrar. Para os dois, a relação sexual convencional, com toques, trocas de carícias e penetração, é perfeitamente dispensável. O casal é adequado sexualmente porque os dois obtêm prazer. Podemos dizer, sim, que é uma relação pobre, sem trocas afetivas, não há um encontro de corpos, não há envolvimento, calor, troca de energia, nem interação com o objeto de prazer. E eles retrucam: "É assim que nos sentimos bem". Alguns insistem aconselhando-os a procurar um tratamento. Eles não procuram.

Quem tem um transtorno de preferência sexual procura tratamento, na maioria das vezes, quando há queixa do parceiro (a relação está inadequada) e não porque esteja insatisfeito com sua prática. Em muitos casos, ele acaba tendo um transtorno depressivo, e é a depressão que o leva a buscar socorro. Apesar de obter prazer sexual, ele vive sérios problemas, desde sofrimento pessoal e interpessoal até questões legais. Não raro sente um grande sentimento de culpa por não conseguir controlar seu impulso. É um mito imaginarmos que para eles só há alegria. É bom saber que há também muito sofrimento.

É interessante observarmos a que ponto chega a comoção social provocada pela notícia de um padre, um professor, um médico pedófilo: "Tem de matar, 'capar', esquartejar". Costumamos tomar as dores das vítimas e nunca reconhecemos as dores dos algozes, as dores de sua existência. Não defendo aqui os pedófilos. Apenas desejo despertar no leitor a lembrança de que eles sofrem, precisam de tratamento e não apenas de uma condenação passional.

A pedofilia, assim como várias outras perversões, nunca encontrará espaço para uma relação adequada. Crianças, por mais que alguns parafílicos justifiquem seus atos dizendo que elas estavam gostando, não têm noção do que lhes está acontecendo e, quando têm, podem ceder por medo. Inadequado é tudo aquilo que é forçado.

Alguém pode perguntar, então, o que torna alguém um portador de transtorno de preferência sexual. O que os leva a chegar onde chegaram? Depende muito da história de vida de cada um, de sua vivência. Há tratamento? Sim. Normalmente associando medicamentos e psicoterapia. Há cura? Não. Mas pode haver controle. Medicamentos controlados reduzem o desejo sexual e a terapia ajuda-os a procurar outras formas de obter prazer. Mas não podemos nos esquecer que o problema aparece no sexo, porém pertence a uma esfera bem mais ampla.

Entre os transtornos, três estão reconhecidamente ligados à dor e ao prazer, à tentação e à morbidez, e por isso nos interessam mais diretamente: a *necrofilia* ou *vampirismo* (sexo com cadáveres), a *asfixia sexual* (busca do prazer com redução da entrada de oxigênio no organismo) e o *sadomasoquismo* (ato de obter prazer por meio da dor e do sofrimento).

Os "casos de amor" com dor

Obter prazer por meio da vivência da dor e da humilhação, seja física, verbal ou social, é um transtorno de preferência sexual conhecido como *sadomasoquismo* ou *algolagnia*. O sádico chega ao prazer infligindo dor e humilhação; o masoquista sofrendo-as.

O termo *sadismo* surgiu da fama do Marquês de Sade (1740-1814). São dele diversos livros e histórias desenvolvidas dentro de temas eróticos. Já a denominação *masoquismo* vem do nome do escritor Leopold Von Sacher-Masoch (1836-1895), que escreveu *A Vênus das peles*, no qual o herói é maltratado por uma mulher cruel, numa relação de tortura e prazer.

Não é a toa que a palavra sadomasoquismo é composta. O sádico apresenta sempre um componente masoquista em sua personalidade e vice-versa; eles representam seus respectivos papéis de opressor e/ou vítima, um servindo ao outro. Associa-se o prazer sexual-sensual a ritos, às vezes, macabros que envolvem o uso de chicotes, porretes, botas de cano longo e salto fino, velas acesas pingando cera, algemas, barras de aço, mordaças e focinheiras de couro, chicotes, máscaras cheias de arrebites, cabrestos, jaula e tudo que cada um possa transformar num objeto de tortura, além de muitas ordens ditadas sem dó que são respondidas com gritos de clemência.

Quando não encontram parceiros para uma relação duradoura adequada, os sadomasoquistas procuram as masmorras das *dominatrix*, pagas para ser suas rainhas. Normalmente estão situadas em locais fáceis de entrar e sair sem ser percebidos.

O homem tem mesmo prazer em se punir e ser punido? Acredita-se que um dos motivos que o leve a isso seja o medo de se sentir vivo e de enfrentar a solidão básica da vida em direção à morte. Desafiando-a por meio da dor excessiva, o sadomasoquista sente-se um vencedor, mesmo consciente de que, da verdadeira morte ele não escapará.

Sugiro ao leitor interessado em aprofundar-se no tema que assista também ao filme *Crash – Estranhos prazeres*[15] (David Cronenberg/EUA/1994) no qual tanto faz a presença do corpo de uma mulher ou de um homem na execução do ato sexual. O que realmente importa não é o sentimento de

---

15. *Crash*, do diretor David Cronenberg, e conta a história de um grupo de pessoas que procura novas formas de excitação e prazer sexual por meio de acidentes automobilísticos. Vivem à procura de situações nas quais eles possam se envolver em acidentes. Quanto mais catastrófica a tragédia, maior a possibilidade de se extrair dela prazer, tanto que o ápice do prazer é alcançado pelo casal protagonista quando ela fica à beira da morte, após um acidente provocado entre os carros dos dois.

afeto pelo parceiro, mas as possibilidades múltiplas de alcançar o gozo pela violência da batida de carro e pela exploração das deformações por ela produzidas nos corpos. O acidente perfeito é aquele em que o choque fulminante leva à morte do corpo. Só assim a satisfação e realização sexual total é plena, efetiva-se. De maneira geral, a filmografia do diretor canadense David Cronenberg apresenta como características a escalotologia, a violência, a morte, as mutações, as doenças e a sexualidade em suas mais variadas manifestações.

Na verdade, todos nós temos um pouco de sádico e masoquista. Porém em pequena dose, não patológica e sem estar associada ao erótico e ao prazer sexual. Já observou como a maioria das pessoas tem prazer em ver o sofrimento do outro? Esse gosto justifica, em parte, as aglomerações em torno de um grave acidente de carro tendo ao lado um corpo estendido no chão ou quando perdemos noites diante da TV rindo da desgraça alheia que faz a audiência dos programas sensacionalistas. E as lutas de boxe? O que dizer de quem está dentro e fora do ringue?

É possível obter satisfação com a punição, fenômeno que vemos por todo lado, no cotidiano, em pessoas que sentem prazer na doença e naquelas que, com freqüência, se metem em apuros que as fazem sofrer. O que explica o prazer dos alpinistas, dos corredores de automóveis, dos adeptos de esportes radicais ao se exporem, "desnecessariamente", a grandes perigos? Para muitos, a vida deles têm de ser perigosa. As maiores sensações não estão apenas em chegar ao limite de sua capacidade, mas em assumir riscos além dele, desafiando, de certa forma, a morte.

Pense: quando você está numa roda de amigos e o tema é doença, a certa altura da conversa parece haver um concurso de quem sofreu mais. "Outro dia tive uma gripe muito forte", diz um. O outro logo retruca: "Pois eu tive foi uma pneumonia". Grande vantagem!

Há um sabor a mais quando alguém diz: "Você não sabe como estou sofrendo". Narramos nosso sofrimento com um prazer, às vezes, incalculável. Sentimo-nos satisfeitos e acompanhados pelo prazer de exibir nossas chagas e despertar emoções nas outras pessoas. Atores, jogadores de futebol e uma legião de famosos que têm a vida pessoal invadida aproveitam para expor seus sofrimentos, erros e acertos amorosos, e "pedem" dó. Há um ganho secundário nessa atitude. Conforme a mobilização que conseguem, ganham mais fãs, mais adeptos, mais popularidade. São mais amados e desejados. E isso sustenta a fama. De certa forma, há lucro com a exposição do próprio sentimento, transformando a emoção em usura. A dimensão da dor é muito diferente para cada um de nós, a semelhança está no que ela se presta.

Algumas pessoas tendem, também, a colocar para funcionar um lado podre do micropoder. Há quem se delicie ao ver que Adão espera ansioso Eva retirar o carro da vaga do estacionamento lotado. Mas, antes, ela liga o rádio, escolhe a faixa que quer ouvir, acende o cigarro, enrosca-se com o familiar cinto de segurança, conversa no celular, desce do carro para ver se o porta-malas está realmente trancado, abre o vidro, procura aquele papel que ela perdeu e desconfia que está no porta-luvas. Ufa! Enfim ela engata a ré e decide sair, deixando para trás não apenas Adão, mas um batalhão de gente à beira de um ataque de nervos. Ou ainda aquele tipo que, naquelas enormes filas do caixa do supermercado, empacota suas compras como se saco de arroz fosse cristal da Boêmia, e após encaixar vagarosamente tudo no carrinho nota que esqueceu de pegar os palitos que ficam no lado oposto daquele enorme salão, e vai buscá-los. Ao retornar ao caixa, ainda vai decidir sobre a melhor forma de pagamento. "Todos ficaram nas minhas mãos." Que delícia!

E o que dizer das mártires domésticas, Evas que arrastam sua triste existência a serviço da casa e da família? Entregam-se à autodestruição e colocam no ombro dos filhos e dos parceiros o ônus de ter "desperdiçado a vida por eles".

Há pessoas que extraem satisfação consciente de maus-tratos, degradação e tortura física. São inúmeros os parceiros de alcoólatras, por exemplo, que dizem sofrer muito com a doença do outro, mas, no íntimo, não desejam que eles abandonem o vício. Eles têm ganhos secundários com a deficiência do outro e não querem perdê-los.

Vejo isso, às vezes, no relacionamento de adolescentes com pais alcoólatras. Eles se envergonham dos vexames que os pais dão diante de seus amigos, mas escolhem a hora em que o "velho" está bêbado para fazer pedidos a que, estando sóbrio, com certeza, ele não cederia. E o que dizer dos que exploram o sofrimento para conquistar poder e prestígio nesse mundo?

Outro tipo de sofrimento bastante comum é o medo de sofrer, o medo de vencer e, em seguida, perder; o medo de tentar e fracassar. Quem tem medo de não ser capaz de resistir à dor e à perda acaba não se envolvendo com nada nem ninguém. Ou, ainda, quem vive na expectativa da perda futura tem dificuldade em desfrutar os prazeres do presente. Alguns não se entregam emocionalmente, nem conseguem manter vínculos afetivos profundos por temerem ser passivos, possuídos, perder o controle. Pensam que é melhor não ter a correr o risco de perder ou de ter de ceder.

Há exemplos de casais que se separam porque um dos cônjuges cansou de viver com o sentimento ininterrupto de que o outro, mais cedo ou mais tarde, o deixaria. Outros prosseguem a vida sofrendo com a morte de um ente querido porque acreditam que, apegando-se à dor, estarão sendo fiéis ao morto, ao passo que ceder ao tempo e transformar a dor em saudade pode parecer traição.

Ter prazer, muitas vezes, requer uma enorme coragem, pois temos de estar abertos à possibilidade de perda e fracasso; exatamente no momento em que damos ao outro o melhor de nós mesmos estamos mais abertos e, em conseqüência, mais vulneráveis.

Para piorar, o mundo cristão interpretou mal a idéia de sofrimento e dor na escalada evolutiva que Jesus deixou. As idéias cristãs promovem a esperança de que as vítimas serão amadas e que muito será perdoado e dado a quem sofreu. Ser vítima passou a ser bom. Nessa perspectiva, as vítimas, ao darem a vida, tornam-se ao mesmo tempo mais humanas e divinas.

As pessoas valem segundo a qualidade e a intensidade de sua vida. Sofrer pode até ser incômodo, mas transforma a vítima num herói. As pessoas são levadas a sério porque sofreram e demonstraram. Um sofrimento carrega consigo uma aura de autenticidade que santifica.

É fato que crescemos muito no sofrimento, aprendemos uma série de coisas, refazemos nossos valores, deixando para trás valores menores. Sempre ouvimos dizer que aqueles que passaram por situações de extrema dor emocional (perda de alguém bastante próximo) ou física (uma doença que o aproximou da morte) refizeram sua forma de ver o mundo e a vida, desvencilharam-se de manias mesquinhas e passaram a viver melhor. As lutas, as dores, os problemas, embora sejam desagradáveis e duros, ajudam-nos a desenvolver aptidões e força para nos tornarmos mais sábios e amadurecidos. Mas isso não quer dizer que, para crescer, evoluir espiritualmente, o sofrimento seja essencial ou deva ser aceito com resignação ou até mesmo buscado.

Sim, gostamos de sofrer algumas vezes. Por acaso você tem o hábito de adiar uma ação desnecessariamente, deixar para fazer tudo na última hora? Sofremos ao lembrar que ainda não a fizemos e sofremos na hora de fazê-la porque corremos o risco de não dar tempo e tudo sair errado. Ou, às vezes, colocamos tanto empenho e cuidado no que estamos fazendo que nunca conseguimos concluir a tarefa. À procura da perfeição, sofremos porque perdemos oportunidades únicas, negócios vantajosos e chances de crescimento.

Vou usar uma metáfora para explicar a minha visão sobre a idéia do papel do sofrimento na evolução humana. Tenho guardada, em meus arquivos, uma foto publicada na capa do caderno de esportes de um grande jornal brasileiro. A foto ocupa quase toda a página. Acredito que ela tenha sido escolhida para ilustrar o ocorrido, dentre tantas outras, devido ao seu caráter dúbio e sensual, o que, conseqüentemente, deve ter chamado a atenção dos leitores (a imprensa adora isso, porque o povo adora isso).

Pego a foto e vou analisando-a de diversos ângulos. São dois personagens principais, dois homens adultos de caraterísticas masculinas marcantes. Se o fotógrafo tivesse fechado o *zoom* no rosto dos dois, a leitura da cena seria a seguinte: dois rostos bem próximos, olhos nos olhos, uma energia correndo entre os olhares; as bocas quase se encontram, entreabertas, úmidas, vermelhas. Parece que vão se beijar; transborda sensualidade.

Abrindo o *zoom*, o fotógrafo amplia o campo de visão da foto. Podemos ver os braços, as mãos, também próximas. Parece uma dança. Ao fundo, um campo de futebol lotado. É um jogo, e os protagonistas são de times adversários. Mesmo assim, para o observador desatento permanece a imagem de um encontro homossexual.

Trocando o *zoom* por uma grande angular, vemos, estampados na página, a legenda e o título. A verdadeira versão dos fatos. É um conflito, o início de uma briga. O fotógrafo conseguiu registrar o milésimo de segundo em que os jogadores se aproximaram ao máximo. Na verdade, a troca de olhares era de ódio; as bocas estavam molhadas e vermelhas pois espumavam de raiva, entreabertas porque deviam estar soltando palavrões provocativos; as mãos e os corpos quase que se encontraram por uma necessidade mútua de se agredir fisicamente.

Mas o que tudo isso tem a ver com a minha idéia de sofrimento? Vamos então misturar os dados. Na vida aprendemos a enxergar as coisas com uma visão própria, construída a partir de nossas experiências, nossa educação, nossa personalidade etc. Se enxergamos os fatos pelo *zoom*, temos uma visão bem próxima, porém limitada, fechada e pequena.

Se ampliamos o campo da imagem um pouco, usando uma grande angular, temos uma visão diferente, porém ainda limitada. Do contrário, se abrimos o ângulo ao máximo, ainda não enxergamos os fatos em sua totalidade, mas temos uma compreensão maior deles. Sofremos muito porque tendemos a usar, com mais freqüência, o *zoom*. É mais fácil, dá menos trabalho, quase não nos ameaça. Colocamo-nos viseiras, como fazemos aos eqüinos. Interpretamos tudo errado, porque nos limitamos a ver a nossa verdade, recusamo-nos a ver que não somos o centro do mundo. E, o que é pior, enxergamos essa verdade como absoluta. Cada um tem a sua verdade. E, independentemente do aparente erro, para nós ela é suprema. No entanto, a verdade é muito maior que a necessidade que temos de dar forma a ela.

Creio que, quando aprendermos a ter uma visão menos cartesiana e absoluta, quando soubermos ser mais flexíveis, sofreremos menos. E evoluiremos sem sofrimento, sem dor.

Por isso acho que, em vez de supervalorizarmos o sofrimento como caminho para a evolução e a paz, deveríamos investir mais na educação num sentido mais amplo, evolutivo, não acadêmico. A educação para a vida.

Os "casos de amor" com os mortos

Matt: Você transou com estes dois caras?
Sandra: Não transo com tudo que está morto.
Matt: Não foi isso que eu quis dizer. É igual com cada um deles?
Sandra: Não. Todo mundo é diferente. É como em vida, todo mundo é diferente. É o mesmo na morte.
Matt: Diferente como?
Sandra: Cada um deles tem a própria sabedoria, a própria inocência, sua felicidade, sua dor. Sinto tudo o que vem do cadáver, tá? Eu vejo.
Matt: Você vê?
Sandra: É como olhar para o céu sem ficar cego.

Esse diálogo foi retirado do filme *Kissed*[16] (Lynne Stopkewich/EUA/1999), traduzido para o português como *Cerimônia de amor*. Conta a história de uma necrófila, Sandra, que, por conveniência, vai trabalhar numa funerária. Ela co-

---

16. *Kissed*, dirigido por Lynne Stopkewich, e conta a história de Sandra, que trabalha num necrotério, o que possibilita ficar mais próxima de cadáveres, seu objeto de desejo sexual. Ela conhece Matt, um estudante de medicina que se apaixona por ela e fica sabendo de sua preferência por corpos mortos. Mesmo assim, Matt tenta de várias formas convencer Sandra a ter com ele um relacionamento mais íntimo; porém, ela só consegue se excitar com a presença dele quando o vê morto.

nhece um estudante de medicina, Matt, de quem se torna amiga. Porém, ele se apaixona por ela e algumas vezes tenta, sem sucesso, um relacionamento mais íntimo. Ao final, Matt se enforca, pois sabia que apenas morto ele "conseguiria" que Sandra se entregasse a ele.

De forma simples e poética, apesar de obscura, o filme retrata o lado solitário, as dificuldades e os questionamentos de um necrófilo, aquele que se excita e obtém prazer sexual com cadáveres. Atualmente, são raros os relatos de pessoas que praticam a necrofilia, mesmo porque não é fácil o acesso a cadáveres. É considerado necrófilo também o estuprador que mata sua vítima antes do ato sexual, consumando a violação após a morte dela. Quando ocorre, é quase restrito ao sexo masculino.

Para satisfazer esse desejo, resta aos simpatizantes contratar mulheres para se fazer de mortas, seja deitadas no interior de um caixão ou passando gelo em todo o corpo para transmitir aos parceiros a sensação fria, característica do corpo sem vida. Na verdade, essa prática, está muito mais para *fetiche* ou, para o que muitos chamam, *falsa necrofilia*.

No caso das mulheres, há dúvida se seria possível obter prazer com um cadáver, visto que ele não terá a ereção necessária para o ato sexual. Lembro mais uma vez que relação sexual não se restringe ao genital e, na maioria das vezes, para os portadores de um transtorno de preferência sexual a penetração pouco importa.

Em algumas épocas da história a necrofilia não era assim tão incomum. Na Antigüidade, os embalsamadores egípcios tinham direito a um coito com os cadáveres de mulheres que lhes eram entregues. Algumas famílias preferiam esperar alguns dias para que o estado do corpo, já em decomposição, desencorajasse o embalsamador a exercer esse direito.

Nos séculos XVII e XVIII, tornou-se comum abrir o corpo do defunto para se certificar de sua morte. Porém, a maioria das alusões a essa prática é negativa: o medo de ser aberto ainda em vida era muito grande porque, não raro, o ato ia além da verificação da morte e do estudo da anatomia humana. Havia mais profissionais interessados na dissecação além dos médicos. Os filósofos argumentavam que era necessário conhecer o corpo para conhecer a si mesmo. Os magistrados defendiam-se dizendo que, de outra maneira, seriam "obrigados a aceitar cegamente os relatórios dos médicos e cirurgiões"; a dissecação de cadáveres era necessária aos pintores e escultores para que eles pudessem retratar o corpo humano da maneira mais fiel possível. Qualquer um podia ter seu gabinete de anatomia. Enfim, a anatomia fazia parte da bagagem "indispensável" a qualquer homem culto, e os dissecadores eram os maiores suspeitos de libertinagem com os cadáveres.

No século XVIII, chegaram a faltar corpos para os jovens cirurgiões praticarem seus estudos, tão grande a concorrência com as dissecações particulares. Isso explica, em parte, porque a literatura dessa época está recheada de histórias de roubo de cadáveres nos cemitérios e nas igrejas e muitas delas falam do amor praticado com os mortos.

Os "casos de amor" com dor e morte

Kitisan: Parece que você sente maior prazer quando me aperta o pescoço e fazemos amor ao mesmo tempo. Senti-me ótimo quando você me apertou o pescoço.
Sada: Gostou? Agora você me estrangula.
Kitisan: Está pronta? Vou começar. Quando aperto você sente contração embaixo? Está doendo?
Sada: Não. Vamos, aperte mais.
Kitisan: E agora, o que sente?
Sada: Não tenha receio, vamos.
Kitisan: É melhor parar, você está ficando vermelha.
Sada: Não importa. Continue. Aperte mais, não se preocupe.
Kitisan: Não se zangue se a machucar. Não quer que pare? Responda.
Sada: Para alcançar total prazer, tem de chegar quase até o fim.

À procura desse prazer total por meio da asfixia erótica, já morreram muitas pessoas, inclusive Kitisan, personagem do filme *O império dos sentidos*[17] (Nagisa Oshima/Japão/1975).

"Ele queria experimentar a asfixia erótica", foi também o que contou Paula Jones, viúva de Michael Hutchence, líder da extinta banda australiana INXS, ao tentar explicar as razões que levaram seu marido a se enforcar num hotel em Sydney, Austrália, em novembro de 1997.

A falta de oxigenação é entorpecente e, para alguns, prazerosa. Até mesmo entre os praticantes de mergulho que não utilizam balões de oxigênio, é regra não passar muito tempo debaixo d'água. O prazer do torpor, alcançado pela deficiência de oxigênio, coloca a vida em risco. Da mesma forma, a falta de oxigênio e o excesso de gás carbônico experimentados pelos alpinistas quando escalam grandes montes podem causar alucinações.

Outra maneira de fazer da interrupção das funções respiratórias um desafio prazeroso é o "jogo do lenço", adotado principalmente por grupos de adolescentes europeus. É uma espécie de estrangulamento mútuo dos participantes (que podem ser do mesmo sexo) até que se chegue ao desmaio. Só na França, vinte jovens morreram com a brincadeira entre 1996 e 2000. Nesse caso, o jogo não é apenas uma forma de obter bem-estar, mas também, de mostrar quanta coragem se tem.

A *hipoxifilia* também pode ser fatal, porém é uma prática auto-erótica que vem sendo utilizada há vários séculos. A justificativa para essa prática, que pode ser considerada masoquista, é a busca de aumento das sensações de prazer sexual proporcionada pela privação de oxigênio por meio da asfixia por cordão, saco plástico, máscara ou produtos quí-

---

17. *O império dos sentidos*, do diretor Nagisa Oshima, conta a história de dois amantes que se unem para experimentar todas as formas de sexo em busca do prazer total. Desprezam não apenas as fronteiras morais e sociais, mas também os limites do físico, pouco se importando se essa busca possa levá-los ao desequilíbrio e à morte.

micos e ainda por compressão do tórax. É comum masturbar-se durante essa atividade.

Há registros de sua prática na Europa no século XIX, com o objetivo de prolongar a ereção peniana durante a relação sexual. A compressão sanguínea leva a um decréscimo de oxigênio no cérebro, que desencadeia uma vasodilação reflexa do pênis, mantendo por mais tempo a ereção. Isso, inclusive, explica por que muitos homens têm ereção momentos antes da morte. Não há nada de erótico ou sensual nesse caso.

No entanto, não era o que os carrascos pensavam no século XVIII. Havia a crença de que os enforcados experimentavam uma excitação sexual durante a execução. Registros históricos da época relatam que muitos dos soldados mortos nos campos de batalha eram encontrados no estado "em que ficariam se o combate tivesse sido com Vênus". Acreditava-se também que a ereção no cadáver poderia ser obtida injetando-lhe certo licor nas artérias.

Outro tipo de perversão mais rara, mas quase sempre mortal, é a *insuflação sexual*. Enche-se o reto de ar por meio de tubo de oxigênio. O gás pode fazer estourar o reto, e o que começa como uma brincadeira à procura do prazer torna-se mortal. A história registrou casos de insuflação da vagina. Nos Estados Unidos, um amante embriagado, após profunda inspiração, soprou violentamente a vagina de sua parceira; o ar passou para os vasos sanguíneos e ela teve embolia. Na Inglaterra, contam que um cabo do exército americano pôs as mãos em concha e soprou a vagina de uma adolescente, causando-lhe também embolia.

A onda do século XXI é o *bareback*, manter relações sexuais sem camisinha para contrair o HIV. Sua prática vem crescendo no universo *gay* e assustando de maneira geral. Como alguém deseja algo que pode levar ao sofrimento físico, ao isolamento, ao abandono e até à morte? *Bareback* – ou montar a cavalo sem sela – é a busca do prazer sexual livre de qualquer barreira.

Como a sela de cavalo, a camisinha, maior aliado na guerra contra a transmissão da Aids pelo sexo, tornou-se uma barreira não apenas física. Ela pode diminuir o prazer ("É como chupar bala sem tirar o papel") e a excitação que o perigo pode trazer ("Correr risco aumenta o tesão").

No filme *Um amor quase perfeito*[18] (Ferzan Ozpetek/ França/Itália/2001) há um personagem homossexual que contraiu o HIV do companheiro. Ele diz saber que seu parceiro tinha Aids, mas seu amor por ele era tão grande, ilimitado, que ele próprio desejou contrair a doença. Seu desejo de viver com tanta intensidade o outro levou-o a querer compartilhar até sua doença.

No fundo poderíamos dividir o ser humano em diversas categorias, enquadrando-se muitos deles em mais de uma: existem aqueles preocupados, conscientes, temerosos e cautelosos em relação ao seus atos de maneira geral; há os que se preocupam em não fazer nada que os coloque em risco de morte, mas acham que uma relaxada de vez em quando não vai trazer graves conseqüências. Existem outros que buscam o risco, enfrentando-o "como machos", certos de que nada os afetará; e ainda os que se acham capazes de enfrentar tudo e sempre vencer. O medo às vezes é tão grande que nos leva ao encontro dele.

Poderíamos acrescentar outras tantas práticas, porém nossa lista nunca estaria completa, já que o desejo do homem foge a qualquer tipo de lógica. Na verdade, os atos das pessoas podem até ser semelhantes, mas os objetivos são diversos, muito além do que podemos imaginar.

---

18. *Um amor quase perfeito*, do diretor Ferzan Ozpetek, conta a história de Antônia, uma mulher que vive à sombra do marido e se diz "uma pessoa sem curiosidade com a vida". Quando o marido morre num acidente de carro, ela se fecha para o mundo até que um dia descobre uma dedicatória amorosa para o falecido, atrás de um quadro pertencente a ele. Determinada a encontrar essa amante, a viúva leva um susto ao descobrir que o marido levava uma vida afetiva paralela com um homossexual. A vida de Antônia se transforma mais ainda quando ela se vê apaixonada pelo amante do marido, que, por seu lado, também vive grandes conflitos entre o desejo homossexual e o desejo de viver com ela uma paixão. Entre os amigos homossexuais do marido de Antônia, há um doente de Aids a quem ela se apega e ajuda a cuidar.

Já ouvi quem comparasse o *bareback* ao cigarro, ao álcool e a drogas mais pesadas. "Quem usa não sabe que está correndo o risco de morrer em decorrência dela?" Grosso modo é verdade. Procura-se destruir devagar o corpo em função do fascínio de um prazer imediato, e em nome desse prazer ignora-se a dor, física e emocional, que carrega um suicídio lento.

Os "casos de amor" com sexo, sangue e videoteipe

Na década de 1970 começaram-se a ouvir rumores da existência de filmes baratos produzidos por amadores com cenas de violência de todo tipo, de torturas a estupros, que sempre culminavam com a morte de algum dos atores, de preferência do sexo feminino. O grande problema é que as mortes eram reais ou supostamente reais.

Por causa dessa possibilidade, desde então, os *snuff movies* ou *white heat films* ou ainda the *real thing* são motivo de muita polêmica. Os vídeos, em sua grande maioria de cunho sexual e sadomasoquista, passaram a ser procurados, principalmente, nos EUA pelo FBI e na Inglaterra pela Scotland Yard. Porém, trinta anos após os primeiros rumores, tanto um quanto outro departamento de investigação negam ter encontrado um único exemplar *snuff*. Então, oficialmente, preferem negar a sua existência. "Se nunca conseguimos localizar nenhum, significa que eles não existem", argumentam dentro de uma lógica dedutiva bastante questionável.

Extra-oficialmente, alguns agentes "anônimos" dão outra versão: "não podemos divulgar o que possa vir a atrapalhar e comprometer as investigações, mas com certeza eles existem".

Na verdade, seria um tanto ingênuo acreditarmos que pessoas em diversas partes do mundo não sejam capazes de filmar assassinatos, seja para obtenção de prazer com o ato ou de dinheiro com a comercialização das fitas para o público que aprecia o sadomasoquismo em seu mais alto grau. Há rumores de que Idi Amim, ex-ditador de Uganda, e alguns dos xás do Irã colecionavam fitas que continham torturas e execuções feitas sob seu comando. Sabe-se que é comum os *serial killers* documentarem seus assassinatos para perpetuar suas fantasias. Em tempos de tecnologia vídeoeletrônica barata e fácil, o que os impediria de registrar suas façanhas em fitas?

Um dos primeiros filmes comerciais a abordar os *snuff movies* foi *Hardcore – No submundo do sexo*[19] (Paul Schrader/EUA/1979). Conta a história de um pastor de uma seita cristã que sai à procura da filha adolescente. Ela foge de casa e envolve-se com o mundo da indústria pornográfica. Anos depois, o diretor da fita, Schrader, comentou que é fácil simular mortes em filmes, fato que faz que as pessoas acreditem que essas mortes sejam genuínas; ainda assim, é perfeitamente possível filmar e circular fitas com assassinatos reais.

Quem diz que já assistiu a um autêntico *snuff* comenta que os cenários são, em geral, uma selva na América do Sul ("onde a vida é barata"), uma praia na Tailândia ou nas Filipinas e as vítimas são esfaqueadas, enforcadas, esquartejadas, trucidadas, autopsiadas durante um ato sexual forçado, de forma inesperada e sensacionalista. São produções pobres em recursos, o que faz que os estudiosos concluam que ainda não há uma indústria de produção e distribuição estruturada por trás disso. Desconfia-se que os filmes sejam produzidos isoladamente, em fundos de quintal, e entregues em uma ou outra casa de exibição de filmes pornôs e templos sadomasoquistas.

---

19. *Hardcore*, dirigido por Paul Schrader, conta a história de um empresário religioso que contrata um detetive para localizar sua jovem filha que fugiu de casa. Descobre que a garota se tornou atriz de filme pornô e faz de tudo para trazê-la de volta ao lar. Acaba tendo de procurá-la sozinho pelo submundo do sexo e chega a um grupo de produtores de *snuff movies* com quem ela estava envolvida a ponto de se tornar a próxima vítima fatal da gangue.

Em 1998, o diretor Joel Schumacher filmou *Oito milímetros*[20], no qual um industrial americano paga um milhão de dólares por um *snuff*: "A melhor parte de matar é o olhar da vítima. Não o seu olhar diante da ameaça, nem diante do corte nem quando vê a faca. É seu olhar de surpresa quando sente a faca entrar, porque a vítima não acredita que o filme não é um simples pornô", diz Machine, o assassino do filme. A necessidade de acreditar numa fantasia sexual diabólica torna a polêmica em torno dos *snuff films* interessante para muita gente, bem mais que a preocupação com a possibilidade de pessoas reais estarem morrendo atrás das câmaras.

O filme *Tesis – Morte ao vivo*[21] (Alejandro Amenabar/Madri/1995) deixa ao final uma questão que deve estar na cabeça de muitos leitores. Uma apresentadora de TV anuncia: "Um caso aterrador, uma história em que a realidade e a ficção se misturam e vão além da capacidade humana de compreensão. E nós nos perguntamos como alguém pode fazer algo assim. Existe realmente um público que assiste a esse tipo de filme?". Apesar das advertências de cenas macabras, tortura, atrocidades, crueldade e violência com morte de um *snuff* mostrado pela TV em questão, a cena que se segue responde a dúvida. Todo mundo estava de olhos vidrados, paralisados, colados na tela da TV.

Momentos antes, um dos personagens do filme, que além de trabalhar como professor de violência audiovisual numa faculdade de comunicação editava filmes *snuff*, argumenta que "[...] a violência faz parte da nossa natureza. Não

---

20. *Oito milímetros*, dirigido por Joel Schumacher, conta a história de uma investigação que procura descobrir o que está escondido por trás de uma fita de filme pornô. Uma milionária encontra no cofre do marido, pouco após ficar viúva, uma fita de *snuff movie*, e contrata um detetive para descobrir a verdade sobre sua realização. Seu objetivo é saber se a moça que aparece no filme foi realmente assassinada ou se estava apenas representando.
21. *Tesis*, dirigido por Alejandro Amenabar, conta as descobertas de uma estudante de jornalismo que, a fim de pesquisar filmes clandestinos, acaba envolvendo-se com um grupo de produtores de *snuff movies* e os desmascara.

podemos censurar sempre os filmes... o produtor só deve fazer o que o público quer. É o princípio básico de qualquer espetáculo".

Isso me faz lembrar de um tema que virou moda: acusar os meios de comunicação de serem os grandes vilões da erotização precoce e da banalização do sexo. Não que eu queira inocentá-los, mas seria bem mais justo dividir essa culpa.

"Se não houvesse tanta exploração do tema pelas emissoras, nossos filhos estariam a salvo de tanta baixaria." Será? A mídia aborda o que a sociedade quer ver, ler e ouvir. Ela capta o desejo e transforma-o, concretiza-o nas telas. É uma questão de números. Deu audiência, vale. Grande audiência quer dizer um grande número de pessoas assistindo. Na verdade, o povo gosta de ver baixaria, desde que não seja dentro de sua casa ou com sua filha.

Responsabilizar apenas os meios de comunicação pelo avanço de uma contracultura é tarefa fácil. Ignorar que existem tantas outras variáveis na formação da "cabeça" das pessoas, também. Isso demonstra uma grande insegurança dos adultos em relação ao que estão passando aos mais jovens. Os valores transmitidos pela família não agregam nada? Será que a filosofia ensinada na escola que escolheram para os filhos é tão insignificante perante o império televisivo?

Seria reducionista e simplista afirmar que a consciência coletiva responde automaticamente ao que se vê na TV e lê nos jornais. Porém, não podemos negar que a consciência coletiva no Brasil se informa sobre alguns temas nacionais e internacionais – sobre determinado recorte do que seja a realidade – basicamente a partir do que vê na TV, lê nos jornais e nas revistas e ouve nas estações de rádio. Quando vista na TV, a realidade ganha uma dimensão ainda maior, pois a imagem torna a realidade "mais real", adquire importância porque é visível. Mas aí o leitor ou telespectador, ao ler ou presenciar os fatos, deixa que suas experiências e interpretações sobre sexualidade, normalidade e moralidade influenciem sua decodificação. É necessário ensinar os jovens a fazer uma leitura crítica do que vêem. Mas, antes, os adultos precisam aprender a lição.

A mídia

Quando digo adultos incluo meus colegas da imprensa. Cabe ao comunicador, ao redigir matérias ou montar programas, tentar ser tão isento quanto possível, não permitindo que o processamento da informação seja posto a serviço de fins políticos, ideológicos e pessoais. Entretanto, ao selecionar os elementos das informações que serão veiculadas nos meios de comunicação e dar-lhes pesos diferentes, decide-se como certo aspecto da realidade será apresentado à opinião pública e isso é inevitável, já que uma isenção total por parte do jornalista é impossível.

A fotografia, por exemplo, contém um "efeito realidade" fenomenal. Não podemos nos esquecer que as fotos não podem mentir, mas "os mentirosos podem fotografar". Ou, ainda, o fotógrafo pode não desejar enganar ou mentir a seus observadores, mas pode querer influenciá-los a assumir determinadas posições. Os próprios filmes de guerra são um bom exemplo disso. De que lado Adão se coloca, por quem ele torce, nos filmes americanos que retratam a Guerra do Vietnã? Do lado em que está o mocinho, aquele ator de fazer Eva revirar os olhos. E, sem dúvida, o herói é um americano que invadiu aquele país e fez o que fez. Não nos importa, queremos mais é ver aqueles vietcongues "nojentos" trucidados.

Os fatos que vemos dependem da posição em que estamos colocados e dos hábitos de nossos olhos. Quer dizer, ao escolher um assunto, redigir um texto e editá-lo, o comunicador toma decisões subjetivas, influenciadas por posições pessoais, hábitos e emoções. Todo mundo traz inúmeros registros de preconceitos, mitos e tabus decorrentes de uma visão negativa do exercício da sexualidade presente na educação do homem há séculos. Não é de espantar que o mesmo aconteça com quem faz a mídia.

Existem também aqueles profissionais que, ao se dirigirem a alguém, não querem realmente obter uma informação. Querem apenas confirmar ou justificar o que decidiram abordar – por já terem decidido, lá com seus botões, que sua visão pessoal da sexualidade equivale à realidade. Declarações, fatos ou números que se contraponham à visão deles são ignorados; só é levado a público o que combina com o que eles querem dizer (ou aceitam).

Aí entram algumas questões. Dúvidas e incertezas científicas fazem parte da realidade e a grande imprensa, de maneira geral, não poderia deixar de refleti-las. Porém, a informação errada deve ser corrigida, mas, antes de mais nada, evitada.

Outro aspecto diz respeito à desinformação de alguns comunicólogos (para não dizer da maioria) que acredito resultar, em parte, da falta de especialização. Eles escrevem (e falam) sobre o que desconhecem e não têm tempo de conhecer. Infelizmente, muitos não têm nem interesse de ter contato com o assunto, já que do jeito que está é que dá audiência. Então, pra que mexer?

As páginas de polícia com assassinatos, estupros, balas perdidas, prisão, corpos empilhados e chacinas vendem muito jornal. Em termos de atração para o grande público, a editoria policial só perde para a de esportes. Há inúmeros jornais que falam de todos os assuntos, mas investem "suor e sangue" nessas editorias. Mortes de grandes líderes ou personalidades significativas manipulam as emoções da massa a ponto de se transformar em notáveis cortejos, verdadeiros *shows*. E os meios de comunicação sabem explorar isso muito bem, sobretudo os canais de TV que acompanham as cerimônias até o enterro, "convidando" o telespectador a participar e chorar.

É tradição da imprensa não publicar suicídios. A não ser, é claro, das personalidades, pois o maior peso da notícia não estaria na forma da morte, mas no morto. Não há nada comprovado cientificamente, mas sabe-se que sua publicação estimula novos suicídios. Se pensarmos bem, não deixa de ser verdade, já que, na grande maioria das vezes, o suicida quer deixar, por meio de sua morte, um recado a alguém ou ao mundo. Se o recado puder ser estampado nas laterais de uma banca de jornal, melhor ainda. Publicar suicídios é visto como uma forma de valorizar essa atitude. Portanto, como castigo, o suicida está fadado a ser ignorado.

17

A sexualidade ameaçada

Como orientadora sexual, trabalho com públicos de diferentes perfis. Convivo com um sem-número de adolescentes nas escolas em que dou aulas de educação sexual. São meninos e meninas entre 11 e 17 anos cheios de dúvidas sobre as mudanças que estão ocorrendo em seu corpo, em sua maneira de pensar e de ver o mundo. Falam de seus conflitos com os pais e a autoridade de maneira geral.

Mas a ansiedade maior está na relação amorosa, afetiva e sexual. Perguntas como: "Com que a idade deve-se transar pela primeira vez?" e "Como vou saber se estou preparado(a)?" são freqüentes. Questionam: "O que é virgindade e que valor se deve dar a ela?"; "Como falar com a(o) namorada(o) que sou virgem e inexperiente?", "Será que na hora vou conseguir dar e obter prazer?".

Em sala de aula mostram-se ávidos pelas informações sobre métodos contraceptivos e doenças sexualmente transmissíveis. Nos corredores fazem "consultas" particulares. "O que faço para conquistá-la?", perguntam os Adãos, como se o amor fosse matemático. As Evas condenam a gravidez na adolescência e o aborto "exceto por estupro ou risco de vida da mãe" (parece que decoraram a brecha da lei), mas, infelizmente, estão sempre correndo risco de gravidez indesejável e de "terem" de recorrer ao aborto.

Vivem a paixão cheios de medo e ciúmes, de idealização, de amores platônicos, de escrever poemas e recados afetivos nas agendas, e poucos são os eleitos que podem lê-los. Uma semana depois acham ridículo o garoto ou a garota com quem "suaram" para conseguir "ficar" naquela festa. Substituem os amores. A energia e o pique que essa moçada tem são contagiantes. É tanta esperança para a vida adulta! Se bem orientados por quem lhes passa as informações e estruturados em relação à auto-estima, têm potencial suficiente para ser felizes e adequados sexualmente. Porém, quando não informados ou mal informados, ou ainda quando têm uma idéia suja e pecaminosa do sexo e de si mesmos, podem tomar o caminho contrário e iniciar na própria adolescência a construção de disfunções sexuais.

Se analisarmos o tema sob a óptica de que fazer sexo deve ter como objetivo único a reprodução, não precisamos nos preocupar com grande parte das disfunções. Se, contudo, visamos também ao prazer, elas se tornam um problema. A própria expressão define: algo está fora de sua função.

Os "casos de amor" insatisfeitos

As principais disfunções masculinas são a *ejaculação precoce* (são raríssimos os casos em que não têm fundo psicológico), a *disfunção erétil* (de fundo orgânico e/ou psicológico) e a ausência ou excesso de desejo sexual. As femininas são a *anorgasmia* ou falta de orgasmo (geralmente de fundo emocional), ausência ou excesso de desejo (seja por influência de problemas hormonais ou psicológicos), a *dispareunia* (dor durante a relação sexual) e o *vaginismo* (dificuldade ou completa impossibilidade de penetração, normalmente de ordem emocional).

Na verdade, quase todos os que sofrem de uma disfunção sexual têm um componente psíquico relacionado à ansiedade de desempenho, mesmo aqueles que têm como causa principal um fator orgânico. Sucessivas experiências malsucedidas deixam, muitas vezes, registros negativos sobre o sexo.

Vou dar um exemplo de como as primeiras experiências íntimas podem influenciar a vida sexual do indivíduo. Conheci um Adão, hoje com 34 anos de idade, que até os 20 não havia mantido uma relação sexual. Não tinha coragem, não se sentia preparado. No fundo, confessa, morria de medo de broxar na hora. Escondia dos amigos que era virgem, prática comum entre grande parte dos adolescentes homens. Certa vez, arrumou uma Eva "moderninha" que forçou a barra e o agarrou. Ele acabou cedendo e não deu outra. Na hora "H", não teve ereção.

A lembrança do fracasso inicial, já previsto por ele, não lhe sai da mente e até hoje ele não conseguiu ter uma ereção completa durante uma relação sexual. E é a esse fato que ele atribui sua incapacidade de ter uma relação satisfatória. Ereção completa só durante a masturbação, longe da presença de alguém. Seus namoros não passam de seis meses porque, segundo relata, quando a "coisa" começa a ficar mais íntima, ele cai fora ou o namoro "degringola".

O tal Adão já fez os exames necessários para saber se sua disfunção erétil é de fundo orgânico ou emocional. Não foi constatado nenhum problema físico, o que já estava provado pelo fato de, em todos esses anos, ter conseguido ereção satisfatória com a masturbação. O problema vem com a presença do outro.

Outro Adão, hoje com 25 anos, "construiu" seus problemas ainda na infância. Viu sua mãe discutir com o médico sua cirurgia de fimose sem entender bem o que tudo aquilo significava. "Cortaram meu pinto, vou virar mulher", foi o registro que ele fez. Introjetou que tem um pênis pequeno (pois foi cortado), anormal e, portanto, insuficiente para obter prazer sexual, o que não é verdade. Está em terapia sexual, indicada também ao Adão do primeiro exemplo.

É bom que fique claro que o objetivo da terapia sexual é resolver em poucos meses as aflições nessa área, diminuindo a ansiedade e os problemas sexuais. Depois, se necessário, o paciente é encaminhado para uma psicoterapia, quando poderá analisar uma série de outros pontos que colaboraram para a instalação e manutenção do quadro e de outros mais. De fato, é difícil precisar quantas ou quais são as variáveis que levam a uma disfunção sexual de fundo psicológico. Muita gente acredita no mito de que é preciso viver uma situação traumática para que a disfunção se instale, o que não é verdade.

É com pessoas com problemas na esfera sexual que lido nos ambulatórios de disfunções e transtornos sexuais, onde também trabalho como orientadora. O público é de adultos, homens e mulheres de todas as idades com problemas variados. Alguns vão escondidos, outros com o apoio dos parceiros.

Antes que se inicie o tratamento terapêutico propriamente dito, damos alguns esclarecimentos sobre o que é cada uma das disfunções, como elas se manifestam, e tiramos dúvidas acerca de tudo que se refere a sexo e relacionamento afetivo. Em alguns casos, a orientação adequada ajuda a sensibilizar e familiarizar o paciente quanto ao problema. Para que seja considerado uma disfunção sexual, o problema deve ser recorrente e constante.

Experiências em ambulatórios de sexualidade têm registrado sucesso no tratamento de disfunções e transtornos sexuais com terapia sexual em grupos mistos de homens e mulheres. Afinal, convivemos (sexual ou apenas afetivamente) com pessoas do sexo oposto.

Todos os homens, em algum momento da vida, em virtude de ansiedade, estresse ou outra variável, têm perda de ereção. Alguns, porém, como o caso já citado, nunca conseguem ter ou manter a ereção. Esse problema, aliás, pode ter uma causa orgânica. Possibilidade que deve ser investigada e, se confirmada, tratada.

Pacientes com disfunções sexuais procuram os ambulatórios cabisbaixos, envergonhados, sentindo-se mal, um completo fracasso. Para muitos, o problema já passou da esfera pessoal e ameaça seus relacionamentos afetivos. Alguns, na verdade, não são o foco do problema, mas foram convencidos disso pelo parceiro. Às vezes, Adão é um ejaculador precoce e não dá tempo de Eva se "aquecer" para chegar ao orgasmo. Como a mulher não consegue sentir prazer, ele a convence de que ela é "fria". Da mesma forma, há casos em que Eva demora tanto para se excitar que Adão não consegue esperá-la e ejacula antes que ela também esteja pronta para o orgasmo. Um ou outro passa a acreditar que ele é um ejaculador precoce.

Por conveniência, também, um parceiro pode "desenvolver" no outro uma disfunção. Imagine se Eva não suporta as investidas sexuais do companheiro, mas "tem" de agüentar. O que ela pode fazer para melhorar a situação? Ela quer acabar logo com aquilo. Então estimula Adão rapidamente, para que ele ejacule rápido e termine. Cada um vira para o lado e dorme (ou finge que está dormindo). Se ele vier a se relacionar sexualmente com outra mulher, poderá perceber que seu organismo ou seu comportamento no decorrer da relação sexual "se habituou" à ejaculação precoce. Esta é a dinâmica do casal.

Vou voltar aqui ao tema adequação e inadequação porque é algo que pode estar presente na esfera das disfunções sexuais. Já houve casos de várias mulheres com vaginismo que, ao se verem "curadas", arrumaram um outro problema. É muito comum uma vagínica ter como parceiro um homem com disfunção erétil. Ela não consegue manter uma relação sexual completa, não há penetração, não necessariamente porque ela não queira; algo nela a impede, seja medo, ansiedade, trauma etc. A musculatura de seu canal vaginal se contrai de tal maneira que o pênis não consegue penetrar. Se ele tem problemas de ereção e a situação não os incomoda, formam um casal adequado. Nesse tipo de união, por conveniência, isso é comum acontecer.

Conheci um casal assim. Eles deixaram de ser adequados quando ela passou dos 40 anos e a vontade de ter um filho, "por vias naturais" falou mais alto. Nesse momento, a disfunção passou a incomodar e os dois foram se tratar.

Outro casal era formado por uma mulher com aversão a sexo (atribuía seu pânico aos abusos sexuais que sofrera na infância) e um homem com ejaculação precoce. Durante anos ele se sentiu aliviado por não ter de ser testado, pois não precisava transar com a esposa, "já que ela não aceitava". Até que um dia ele começou a sentir falta de uma relação mais íntima, procurou tratamento e contou à esposa a situação "confortável" que ele tinha tido até então. No fundo, dividiu com ela a "culpa".

Lembro-me também do caso de um senhor, de mais ou menos 70 anos, que tinha disfunção erétil por problemas orgânicos. Certo dia, o grupo estava conversando sobre a questão de ser criativo, de tirar dos genitais toda a responsabilidade do prazer, e ele disse que, desde que casou, há cerca de cinqüenta anos, nunca gostou dos carinhos e das preliminares. "Para que isso?", questionava.

No fundo, se seu problema orgânico fosse resolvido, muito provavelmente ele continuaria com uma disfunção. Temos de tirar da cabeça a idéia de que relação sexual é só contato genital com penetração. E as carícias, os beijos, as leves mordidas, o correr das mãos e dos pés, os segredos ao pé do ouvido, as insinuações e tudo que nossa criatividade possa elaborar e fantasiar? A conversa daquele dia o incomodou tanto que ele não via a hora de se levantar dali e tomar o rumo de casa, seja porque percebeu que nunca deve ter ajudado a esposa a ter prazer na relação sexual, seja porque ainda acha que a solução de seus problemas deve vir de fora, de uma pílula mágica.

Quando a disfunção começa a incomodar apenas um dos parceiros e ele parte em busca de um tratamento, a relação se torna inadequada depois que seu problema é resolvido. Não quero dizer que as pessoas não devam se preocupar com suas disfunções. Apenas reforço a idéia de que lidar com os próprios problemas é bem difícil. Muitos acabam preferindo fugir das dificuldades ou evitá-las. Para tanto, relacionam-se com pessoas que não vão lembrá-los de suas limitações a todo momento.

Outro mito que merece análise é o que diz que mulher pode fingir que tem orgasmo e homem não tem como... Certo dia, numa conversa sobre opções de medicamentos para disfunção erétil com um grupo de homens e mulheres adultos, um rapaz de 25 anos levantou uma questão bem interessante. Ele não sofre de disfunção erétil, nem de problemas com a ejaculação, quadros mais comuns entre as disfunções sexuais masculinas. O problema é que ele não consegue ter orgasmo. Em resumo, ele queria mostrar aos outros que a solução não está apenas num pênis ereto. E ele tem toda razão. Ejaculação e orgasmo são coisas diferentes. Ejaculação é a expulsão do sêmen (conjunto dos líquidos produzidos na vesícula seminal e na próstata, que conduz os espermatozóides), um mecanismo biológico que costuma acontecer junto com o orgasmo. Orgasmo é a sensação de prazer, um mecanismo mais emocional que fisiológico. É possível ter orgasmo sem ejacular e vice-versa, apesar de não ser muito freqüente.

Esse rapaz ejacula normalmente, tem ereção satisfatória para penetração, mas, para ele, sexo está sendo algo mecânico, sem graça, sem prazer. Como diz ele, quando acaba vem aquela sensação de que nada de bom aconteceu. O diagnóstico do caso dele, feito por médicos e psicólogos, fala de uma disfunção de fundo emocional.

Eu refaço a frase dita no início. Mulher pode fingir que tem orgasmo, homem não pode fingir que teve ereção e ejaculou, mas pode fingir que teve prazer. Isso não é comum, mas é perfeitamente possível. Homem também pode sofrer por falta de orgasmo. O fato de o pênis poder ficar ereto não assegura a obtenção do prazer. Existem outras tantas variáveis que podem estar influenciando a frustração ou a decepção sexual e ainda a satisfação. E, se estão incomodando, elas devem ser investigadas.

Excitação e orgasmo estão presentes naqueles, tanto homens como mulheres, que sofrem de desejo hiperativo ou excessivo. Essa dificuldade caracteriza-se pela não-satisfação sexual, mesmo após várias relações com vários(as) parceiros(as). Ocorre a excitação, há orgasmo, mas, ao final, permanece a sensação de que não foi suficiente. É o querer mais, sempre mais, sem nunca encontrar a realização.

Enquanto isso, no mercado editorial, cresce o segmento de publicações que exploram as disfunções sexuais com manuais de dicas infalíveis para a resolução dos transtornos sexuais e posições desejáveis para um excelente desempenho erótico. As necessidades de muitas pessoas infelizes sexualmente e de outras à procura de novas experiências sustentam o comércio de receitas milagrosas e salvadoras, como se, para obter o prazer máximo e desejado, bastasse seguir, sem titubear, e cumprir à risca algumas regras codificadas.

Os "casos de amor" mutilados

Corrigir o corpo como forma de controle social é um hábito comum e antigo, principalmente com a mutilação dos órgãos sexuais. No século XIX, tornou-se comum recorrer às intervenções cirúrgicas para tratar também os distúrbios comportamentais. Propagou-se a idéia de que "doenças" como a homossexualidade feminina, a masturbação, a insatisfação ou insaciabilidade sexual eram causadas pelo desenvolvimento excessivo do clitóris.

Foi encontrada uma solução "simples": cortá-lo. O clitóris tem, única e exclusivamente, a função de ser fonte de prazer sexual feminino e por isso também começou a ser considerado dispensável. Se à mulher não cabia sentir prazer, para que mantê-lo? Na verdade, para as que conseguiam ignorar sua presença, ele até que não fazia mal, mas naquelas em que o clitóris causava "transtornos", era melhor retirá-lo.

Na década de 1860, foi lançada na Inglaterra a clitoridectomia (extirpação cirúrgica do clitóris) com o objetivo de estimular a prática da virtude. A idéia foi bem recebida até por muitas mulheres, atravessou fronteiras e foi adotada por alguns médicos americanos.

Já na América do Norte, os médicos incrementaram essa teoria. Pensando na possibilidade de a mulher com desejo sexual diminuído procurar maior independência do homem, eles propuseram ajustá-lo em vez de eliminá-lo. Pregaram a cirurgia corretiva.

Em 1890 foi a vez do "ataque" aos ovários. Sua retirada, a ovariotomia, foi uma alternativa encontrada para solucionar "problemas" sexuais femininos. O filme *As noites de*

Rose[22] (Martha Coolidge/EUA/1991) retrata esse mito. "Esta cirurgia representa uma oportunidade terapêutica importante no caso dessa moça que sofre não apenas de quisto no ovário, mas também de uma condição neurótica... Essa moça tem mais de uma doença. É extremamente neurótica com incontáveis impulsos sexuais. Seria uma bênção poupá-la do sofrimento que causa a si mesma e aos outros. Portanto, eu recomendo como medida terapêutica a extração do outro ovário. É a decisão médica adequada ao caso", argumenta o dr. Wilke (Robert Burke), responsável pelo caso. Ele foi prontamente amparado pelo sr. Hillyer (Robert Duvall), patrão de Rose, que respondeu: "Seria um gesto de bondade para com ela e com todos. A moça é supersexualizada. Portanto, castre-a".

Estabeleceu-se também uma estreita relação entre os distúrbios dos comportamentos sexuais femininos e o útero doente. O órgão foi considerado a sede do desejo, sentimento negativo para a mulher virtuosa, rainha do lar e reprodutora. Havia o "furor uterino" que tornava a mulher histérica. Como curar esse mal? Retirando o útero. Assim foram feitas inúmeras histerectomias.

A prática de mutilação dos órgãos sexuais femininos é ainda mais antiga. As primeiras referências históricas datam do século V a.C., no Antigo Egito. O pior é que seus moldes persistem até hoje em algumas civilizações.

A circuncisão genital feminina ainda faz parte dos rituais de comunidades localizadas na África, no Oriente Médio, na

---

22. *As noites de Rose*, dirigido por Martha Coolidge, se passa na Geórgia dos anos de 1930 e conta a história de uma jovem sensual que é acolhida por um casal com a função de tomar conta do filho deles. O adolescente se apaixona por ela mas não é o único. Rose também desperta a paixão da maioria dos homens com quem cruza. Para dar um fim à sua vida sexual desregrada, já que ela mantinha relações sexuais com tantos quantos a quisessem, a solução encontrada por seu patrão e por seu médico (ambos incomodados com a situação de terem sido seduzidos por ela) foi a retirada dos ovários, que acreditavam ser os causadores de tanta desordem.

Malásia, na Índia e no Paquistão, e também em muitos outros países, inclusive no Brasil, para onde pessoas dessas regiões migram levando seus costumes. Em vários países a prática foi proibida pelo governo, mas prossegue sendo realizada na "clandestinidade". Milhares de mulheres, entre 15 e 25 anos, têm seus órgãos sexuais mutilados sem o mínimo de assepsia, cuidado ou dó.

Os clitóris são cortados total ou parcialmente com lâminas de barbear, facas, pedaços de vidro ou qualquer material capaz de extirpá-los. Em algumas culturas esse é o preço pago pela mulher para a "conquista dos direitos da vida adulta"; em outras, é pela necessidade de privar a mulher dos prazeres da carne. Como seqüelas, a maioria das mulheres submetidas a mutilação sente dor durante a relação sexual e, para piorar, muitas contraem doenças porque os instrumentos utilizados não são esterilizados e vão passando de uma jovem a outra sem qualquer limpeza.

Na infibulação extirpam-se todos os genitais externos e costura-se quase todo o orifício vaginal. Usam-se espinhos para juntar os pequenos lábios e as pernas podem permanecer amarradas por até quarenta dias.

Inúmeras se submetem a esse ritual obrigadas, revoltadas, e ainda têm de sofrer caladas, sem direito sequer a um gemido de dor ou de lamento. Do contrário, envergonham a família e não são dignas de fazer parte da comunidade.

Para muitas mulheres do lado de cá do mundo, o clitóris, os grandes e pequenos lábios são partes do corpo desconhecidas, misteriosas e até sinistras. Enquanto em alguns locais da África eles são cortados, aqui são ignorados. A mulher brasileira não tem o hábito de se olhar e tocar e muitas guardam conceitos distorcidos sobre sua função. São poucas as que um dia colocaram um espelho diante dos genitais para analisá-los. As adolescentes, e até as adultas, envergonham-se quando damos essa sugestão.

Nos ambulatórios, já escutei de tudo sobre o clitóris. Uma senhora pensava que era por ele que saía a urina. Outra, que o clitóris surge na mulher depois do parto; isso porque ela descobriu ter um após o nascimento de seu primeiro filho. Uma terceira envergonhava-se de tê-lo, pois acreditava que ele não passava de um calo, uma espécie de castigo por ela ter se masturbado na adolescência.

No caso do homem vale a pena falar um pouco dos eunucos. O termo era empregado principalmente, para os guardas dos haréns do Império Otomano. O grande eunuco, em geral um negro originário do Sudão, era o chefe. Esse costume só desapareceu mesmo no início do século XX, com o fim do império, como retrata o filme *O último eunuco*[23] (Jacob Cheung/China/1992).

Hoje eunucos ainda existem, sobretudo na Índia. No passado eles ocuparam lugar de destaque na sociedade: eram funcionários nos palácios dos marajás. Hoje são repugnados, tratados como párias na sociedade indiana. Vivem de pedir esmolas ou da prostituição. Têm o hábito de invadir festas de nascimento ou casamento, onde cantam e dançam em troca de moedas. Se não são atendidos, amaldiçoam os anfitriões. Como existe a crença de que eles têm poderes mágicos, poucos são os indianos que se recusam a fazer-lhes a vontade.

Muitos nasceram com anomalias nos genitais e outros são simplesmente travestis ou transexuais. Mas a maioria foi transformada em eunuco durante a adolescência, por vontade própria ou de maneira forçada, em dolorosos e grosseiros rituais. O pênis e, em especial, os testículos são cortados a golpes de faca, e os ferimentos, cauterizados com uma barra de ferro em brasa.

Como os testículos são os responsáveis pela maior parte da produção de testosterona, hormônio que determina as características sexuais masculinas, sua retirada reduz o desejo

---

23. *O último eunuco*, dirigido por Jacob Cheung, conta a história de um garoto pobre que se impressiona com um eunuco que retorna a seu vilarejo esbanjando dinheiro e prestígio. Na esperança de ocupar um posto perto do imperador e enriquecer, ele se castra. Porém as mudanças políticas na China do início do século XX transforma seu ato num grande erro que o perseguirá pelo resto de sua vida.

sexual, causa a queda dos pêlos, afina a voz. Daí o aspecto feminino que eles adquirem.

Quando a presença feminina foi proibida nos palcos do século XVI ao XVIII, na Itália, alguns cantores de ópera tiveram seus testículos removidos antes da puberdade. O objetivo era conservar o timbre agudo da voz. A maioria deles vinha de famílias pobres do sul do país. Com aparência e não necessariamente desejo homossexual, eles foram "perseguidos" por homens. Em 1878, o papa Leão XIII proibiu a prática.

A história de Farineli, famoso e idolatrado cantor italiano castrado do século XVIII, retratada no filme *Farineli – Il Castrato*[24] (Gérard Corbiau/França/1994) fala da angústia com a qual eles viviam. O filme começa com um grito de alerta de um cantor, também castrado: "Não cante, Carlo. Não cante. Farão isso com você. Sua morte está na sua garganta". Aos poucos a história mostra que a remoção dos testículos não abala o mecanismo da ereção. O castrado pode manter relações sexuais, amar alguém e descobrir onde reside desejo sexual não biológico. A única perda irreparável é sua capacidade de reprodução.

Os "casos de amor" confinados

Os homossexuais também sofreram "mutilações" por sua orientação sexual incomum. James N. Green conta no livro *Além do Carnaval* que, em 1920, no Brasil, o modo de

---

24. *Farineli*, dirigido por Gérard Corbiau, conta a história da dedicação dos irmãos Carlo e Ricardo Boschi à música no século XVIII. Ricardo é um compositor medíocre e Carlo entrega à música não apenas sua alma como também seu corpo, ao permitir ser castrado para desenvolver uma voz mais apropriada aos palcos da época. O sucesso de Carlo leva os *castrati* à glória máxima, sendo ele coberto de ouro pelos príncipes e venerado pelo público. Porém, ele sente o peso da castração quando se vê impossibilitado de viver plenamente sua sexualidade, apesar de muitas vezes conseguir ter e manter a ereção suficientemente para uma relação sexual. Várias são as vezes em que seu irmão Ricardo "termina" uma relação sexual iniciada por ele.

vestir não convencional de alguns homossexuais ou a excessiva preocupação com a beleza podia levá-los à internação numa instituição para doentes mentais. Para procurar corrigir esse comportamento, indicava-se tratamento de eletrochoque por semanas. Cogitou-se recorrer ao transplante de testículos humanos, e até de outros animais, em meninos púberes, antes que a "inversão sexual" se estabelecesse firmemente, mas não há registros de que essa prática tenha sido de fato utilizada no Brasil.

Na década de 1930, técnicas terapêuticas aplicadas na Europa e nos EUA recomendavam a utilização da "convulsoterapia" e injeções de insulina para "curar" a homossexualidade, considerada um comportamento esquizofrênico. A "convulsoterapia" consistia em injetar nos pacientes grandes quantidades do medicamento cardiozol para provocar ataques epilépticos. A "insulinoterapia" era destinada a causar choque hipoglicêmico, levando o paciente ao coma. Segundo apurou Green, as terapias de insulina e eletrochoque foram usadas em pacientes homossexuais até mesmo quando não havia sinal de comportamento esquizofrênico, e a intenção parecia ser antes disciplinar do que curar. Os tratamentos eram na verdade uma punição à sexualidade "desregrada".

Confinar os homossexuais em clínicas psiquiátricas deixou de ser a medida corretiva favorita para esse comportamento sexual no Brasil a partir do Estado Novo, na Era Vargas. Não que a homossexualidade começasse a ser tolerada, apenas se passou a dar mais antenção para a imagem positiva e saudável da sociedade brasileira, deixando para segundo plano o conceito de degenerescência que merecera tanto destaque no passado.

Atualmente, a psicologia e a medicina desaprovam o tratamento da homossexualidade como desordem psíquica ou doença. Tratamento psicoterápico só é indicado aos que não aceitam sua condição homossexual, na tentativa de ajudá-los a reconhecer seu desejo e vivenciar o prazer sem culpa. Organizações não-governamentais ligadas à questão homossexual lutam por uma abordagem na qual os direitos humanos e o respeito às diferenças estejam incluídos. Infelizmente, ainda hoje essa orientação sexual é percebida por muitos como perversão ou doença que poderia ser curada ou tratada por meios científicos, o que possibilitaria que os "pacientes" voltassem a ter "vergonha na cara".

Os casos de amor forçados

Por muito tempo, um fator negativo ajudava a identificar as mulheres como grupo social. De diversas maneiras, elas se sentiam vítimas da violência em casa, nas ruas, no trabalho. Por violência entende-se também o desprezo, o desrespeito, a desvalorização. Os movimentos de liberação da mulher vieram, num primeiro momento, da sexualidade, e acabaram deslocando-se e ultrapassando as diferenças entre os sexos, adentrando nas questões políticas.

Além da luta pelo reconhecimento de seus direitos em relação ao próprio corpo, romperam silêncios e politizaram as questões do sexo tornando públicos e notórios problemas íntimos e comuns.

O assédio sexual foi reconhecido e sancionado como ato criminoso pela primeira vez nos Estados Unidos, em 1977, vindo a se tornar questão pública no início da década de 1980. Comissões das comunidades européias declararam-no inaceitável no final de 1991. No Brasil, uma lei promulgada em 2001 acompanhou a tendência. Mas seríamos inocentes se acreditássemos na idéia de que só leis, processos e programas poderiam dar fim aos comportamentos intoleráveis dos seres humanos.

Junto com as leis foi colocado em pauta um mito muito arraigado em nossa cultura: todo homem é, potencialmente, um tarado, um assediador; toda mulher, uma oprimida, uma vítima. Na mesma proporção que os homens são violentos, exploradores, manipuladores, as mulheres são inocentes, fiéis, incapazes de atos maldosos, apesar de dissimuladoras.

Justiça seja feita, embora os homens pratiquem (e se envolvam mais em) atos violentos, a violência não é exclusividade deles. Em proporção semelhante, a posição de vítima foi incorporada pela cultura do feminino. Uma posição muitas vezes cômoda, mas que também não vem sendo mais tolerada nem valorizada.

A teoria de que existem pessoas mais propensas a se tornar vítimas que outras ainda choca a sociedade. Principalmente as mulheres. Como é possível que a pessoa seja culpada pelos abusos que sofreu, que seja cúmplice do próprio sofrimento?

Quando, porém, o assunto é abuso sexual, muitos acreditam que há certa facilitação por parte da vítima. Ela se vestia como se estivesse pedindo para ser violentada. No entanto, pesquisas descobriram que tais artifícios de sedução não são pré-requisito para violência. Ao contrário, mulheres que foram violentadas duas ou até três vezes, e também aquelas de quem apenas se roubava a bolsa, aparentemente eram pessoas apagadas, tímidas e medrosas.

É interessante como várias mulheres já experimentaram a sensação de que foram abusadas por um homem em algum momento da vida, mas não acreditam que isso tenha acontecido mesmo. Preferem acreditar que é mais uma fantasia de sua parte. Sabe por quê? Na maior parte dos casos, o abuso aconteceu durante um encontro marcado (a maioria das mulheres conhecia o homem que as atacou), houve algum tipo de intimidade consensual e não houve violência física.

Ser tocada em suas partes íntimas contra sua vontade, por exemplo, quando ela havia deixado bem claro que só permitiria carícias da cintura para cima, não é considerado por elas, assim, um abuso no sentido lato, apesar de ter causado um grande mal-estar. É considerado o quê, então? Ela simplesmente permite que aconteça e depois lida (e sofre) com as conseqüências.

Vamos analisar um exemplo. Uma mulher de 25 anos havia sido vítima de violência sexual pelo próprio pai quando tinha doze anos de idade. Ele só parou de tocá-la no dia em que um vizinho viu e tornou público o seu pesadelo. A mãe preferiu não acreditar no que estava acontecendo (corria o risco de perder a proteção do marido) e optou por culpar a menina pelo assédio. O fato de ela gostar de usar roupas curtas, blusa de alcinha, unhas compridas e vermelhas foi usado pela mãe como argumento para incriminá-la. Foi mandada para a casa da tia e até hoje não conseguiu ter prazer com o sexo. Quando procurou tratamento em um ambulatório de disfunções sexuais, aos 25 anos, estava sendo vítima de abuso por dois homens. Um era o advogado que a defendia numa ação judicial. Sempre que ela o procurava, ele tentava agarrá-la. O outro homem era balconista da farmácia de seu bairro que, toda vez que a via, tentava algo.

A primeira pergunta que nos vem à mente é: *por que ela não troca de advogado e some da frente desse outro homem indo fazer compras em outra farmácia?* A solução, teoricamente, é simples e fácil. Mas aí está uma história de vida com muita dor, difícil de ser ignorada.

Ela própria se questiona sobre a razão de alguns homens estarem sempre procurando agarrá-la, não acontecendo o mesmo a suas amigas. "A culpa é minha", pensa. Afinal, foi assim que a mãe e a sociedade a fizeram sentir por tantos anos. No fundo, ela se considera uma mulher "abusável", nascida para ser vítima de abuso, esse é seu destino.

O que ela precisa enxergar é que qualquer mulher é assediada em inúmeras situações, independentemente de suas roupas e de seu jeito de andar. O que faz diferença é a forma como ela administra a situação. A mulher do exemplo coloca-se na posição de vítima, culpada, e não consegue agir com firmeza em relação aos homens. Quando está diante de seu advogado, não consegue dar o grito e fica cada vez mais amarrada a ele.

Do outro lado estão mulheres que, ao primeiro sinal de assédio, dão um basta e mostram que os homens não são uma ameaça para elas. Esbofeteiam a cara deles, fazem escândalo no meio da rua ou simplesmente saem correndo, enfrentam-nos impedindo que tudo aquilo prossiga e continuam as vidas. Os homens devem respeitar a sensibilidade e a vontade das mulheres, mas elas têm de desenvolver a capacidade de recolocá-los em seu devido lugar e não renunciar a enfrentá-los diretamente. Um relacionamento abusivo não oferece nenhuma saída, a não ser que a mulher consiga vê-lo como tal.

É claro que aqui estamos falando dos abusos nos quais o homem não utiliza armas nem força física e a vítima seja adulta sem comprometimentos mentais. Isso porque a maioria dos vitimizadores utiliza apenas ameaças verbais e o constrangimento. Sabem que com mulher não precisam muito mais que isso.

Quantos maridos controlam a esposa pelo medo, pelo isolamento e pela humilhação? Se nunca encostam a mão nela nem deixam marcas, não são considerados violentos pelo imaginário social. Isso faz que muitas mulheres arrastem sua existência ao lado de parceiros que abusam delas por meio da manipulação e ainda as fazem crer que agem assim por sua própria culpa ou merecimento.

Quantas mulheres nunca tiveram um talão de cheques sob o argumento de que não conseguiriam preencher um cheque, que dizer então administrar uma conta? Quantas das que são responsáveis pelo acompanhamento escolar dos filhos não têm o direito de ajudar a escolher a melhor escola para eles, sob o argumento de que o homem sabe discernir melhor esses assuntos? Quantas nunca conseguiram saber quanto ganha o marido e em que ele investe suas economias? Quantas são proibidas de ter amigas pessoais (amigos homens, então, nem em sonhos) ou têm seus horários controlados? Quantas precisam esconder do marido que foram à casa dos próprios pais?

Nunca saberemos qual o contingente dessas mulheres. De fato, apenas se estima o número de mulheres vítimas de abusos físicos e sexuais, porque a grande maioria não tem coragem de denunciar. O que dizer daquelas que muitas vezes não reconhecem também ser abusadas por meio da submissão à vontade e aos caprichos deles? "Ele não me bate; logo, não é violento."

Estudos mostram que é maior o número de mulheres mais velhas que agüentam esse tipo de situação e submetem-se a ele que o de mulheres mais jovens. Na verdade, elas refletem a educação e os valores sociais de sua geração. As mais velhas tiveram mães submissas aos pais e aprenderam a fazer o mesmo. Não que gostem desse papel, mas o aceitam. Cobram-se ser pacientes e compreensivas com a impaciência dos maridos porque acreditam que eles, no fundo, têm uma razão (a tensão do trabalho, por exemplo) para agir assim. Se ele for dependente de drogas ou álcool, ela tende a transferir toda a responsabilidade dos atos impensados dele para o vício encontrado nesse quadro um motivo para perdoá-lo e permanecer ao seu lado, amparando-o. Acredita que seu homem, apesar de "bravo", é frágil ou doente e, como tal, depende dela para protegê-lo e salvá-lo.

Por mais que elas tentem, nada os agrada. Elas se reprimem, destroem sua auto-estima e sentem-se culpadas por não conseguirem ver neles aquele príncipe encantado que elas achavam que eles poderiam ser, ou esperavam que fossem. "O problema não está nele, mas na minha incapacidade, nos meus erros e fracassos em satisfazê-lo."

Os momentos de alívio delas é a ausência do marido, daquela hora em que ele sai para trabalhar até a hora do seu retorno. Quando elas conseguem ter um emprego fora de casa, também é um sossego. Não costumam gostar de férias (dos outros, é claro), feriados e finais de semana, pois nesse período são mais exigidas e perseguidas.

Quantas mulheres tiram (para não dizer roubam) dinheiro dos bolsos ou da carteira dos marido? Quantas lamentam precisar prestar contas de seus gastos com compras pessoais ou mentem sobre o real preço de suas aquisições e aceitam caladas os gastos do marido com o que consideram gênero de pouca necessidade?

As mulheres têm sido dependentes financeiramente dos homens ao longo de toda a história; primeiro do pai (ou dos irmãos), depois do marido e, muitas vezes, dos filhos. Hoje as mães preferem que as filhas se casem por amor, não por dinheiro. Mas não escondem a satisfação quando elas escolhem um "bom partido" capaz de garantir pelo menos a segurança financeira.

Existem também aquelas que costumamos ver, nas portas de escolas particulares, estacionar seus carros de luxo minutos antes do final das aulas para vender a outras mães pães, doces, quitutes e coisas afins feitos por elas próprias. Argumentam ter aquela atividade como *hobby*. Mas o que se constata, no fundo, é que em vários casos essa é uma forma de ganhar algum dinheiro, apesar de pouco (no geral, ele não tem peso no orçamento familiar), para poder ao menos comprar algo sem ter de dar satisfação ao marido. Ou de sentir que está produzindo alguma coisa.

Ficamos horrorizados com o fato de tantas mulheres se sujeitarem ao abuso. Por que elas não dão um chute no marido, não passam a dizer-lhes não, a enfrentá-los ou simplesmente não pegam seus pertences (incluindo os filhos) e vão morar em outro lugar? É tão fácil julgar, achar soluções para situações que não estamos vivendo. Não podemos nos esquecer que há uma grande diferença entre submeter-se ao abuso e desejá-lo. Elas, com certeza, não estão felizes e nem desejariam estar vivenciando esse tipo de relação.

A cultura, a educação e a permanência dos maus-tratos durante anos são capazes de tornar a pessoa impotente para fazer valer sua vontade, sua voz. Em conseqüência, ela se submete à vontade e à voz de alguém que tem o controle. Este é o propósito maior do abuso: domínio, a necessidade de controlar o outro.

Outro ponto impede muitas mulheres de se mover contra essa situação. Se a segurança econômica, ter uma casa, comida e roupa lavada, tem mais valor que a liberdade de ir e vir, dificilmente ela optará por se separar do marido que a priva de fazer uma série de coisas, mas a mantém. Fazem com eles permutas, trocas de favores.

Preferem o sacrifício a desenvolver estratégias para aprender a viver sem aquele homem, aprender a tomar decisões sozinhas, ganhar dinheiro e resolver problemas. A partir do momento em que há uma relação de poder, existe a possibilidade de resistência.

A maturidade

Ah! Essa tal maturidade! Existe uma pergunta feita com bastante freqüência sobretudo por adolescentes que faz muito adulto se enroscar na resposta: "Quando vou saber que estou preparado para iniciar minha vida sexual? Qual a idade ideal? Como não me sentir forçado a iniciar minha vida sexual?".

Pense. O que você responderia? 15 anos, 18, 20, 25? Não, talvez não exista uma idade ideal. "Mas, com certeza, não seria antes dos 20", uma parte dos adultos responde. Outra parte fala na maturidade. "É preciso estar maduro." Resposta correta, sem dúvida, mas "que diabos quer dizer isso?", perguntam os adolescentes.

As respostas dos próprios adolescentes, quando ouso fazer-lhes essa pergunta, não variam muito. "É preciso ter cabeça boa (?), ter certeza de que está na hora certa (?) e com a pessoa certa (?), precisa saber das conseqüências que pode trazer na sua vida, como um filho ou uma DST. Sabendo disso a pessoa irá se prevenir adequadamente (?), evitando insegurança na hora da transa (?) e tranqüilidade depois (?)." A resposta, simples e direta, foi colhida entre as muitas que já recebi e resume-as bem, já as interrogações foram acrescentadas por mim. As respostas dadas por meninas falam ainda da necessidade do amor ou pelo menos do afeto; as dos meninos trazem, na ponta do lápis, a necessidade de usar camisinha.

Vamos tentar analisá-las, então. O que seria ter cabeça boa? Eles esclarecem que é saber o que estão fazendo. Como saber quem é a pessoa certa? Eles respondem: "Aquele que gosta de você de verdade, e vice-versa". O que é se prevenir adequadamente? "É usar anticoncepcional e, principalmente, camisinha", dizem. E como se faz para evitar a insegurança? Ah! "É só fazer com quem você confia, num lugar adequado, sem ansiedade." E como ter a certeza de que, depois de tudo isso, haverá tranqüilidade? Bom, esta é a questão mais difícil de responder, mas há quem garanta que, se for seguida essa receita, à risca, tudo sairá bem. Vejo que essas são perguntas com respostas esperadas, que no fundo esclarecem muito pouco. Parecem tiradas de uma cartilha. O interessante é que, até o início do século passado, maturidade para iniciar a vida sexual resumia-se em dois pontos básicos: era preciso estar preparado para reproduzir (no caso das mulheres, ovular e, dos homens, produzir espermatozóides) e ter um(a) pretendente. Elas se casavam aos 13, 14 anos e já disparavam a ter filhos, cumprindo sua função materna, reprodutora. Prazer sexual (feminino) era detalhe dispensável, de preferência. Na verdade, era melhor que elas não se preocupassem com isso.

A emancipação da mulher agregou o desejo e o prazer sexual à realização feminina. Aí sim começou a preocupação maior com essa tal maturidade. Junto com ela veio a necessidade do diálogo entre os parceiros, do respeito, da auto-estima, da confiança e da preocupação em saber o quanto o que faço vai de fato me satisfazer, assim como surgiu a necessidade de conhecer o funcionamento do corpo feminino e masculino, da mente, da emoção.

Não é fácil responder à questão dos adolescentes acerca da maturidade, porque maturidade é uma construção individual. Não há cartilha que esclareça satisfatoriamente, porque estar pronto para iniciar a vida sexual não é apenas um fator biológico. É, em sua essência, emocional. Para isso, nada como uma educação, que comece lá na infância, sobre o que devo fazer com meu corpo e meu sentimento, a respeito de minha auto-estima. E nada como uma, ou melhor, inúmeras conversas em torno do assunto para auxiliar os adolescentes a descobrir qual será seu momento ideal. Sem culpa, sem medo; com amor, desejo, confiança. E prevenção, é claro. Pelo jeito, Adão e Eva não estavam nada maduros para iniciarem a vida sexual, pois viram o sexo como pecado que mereceu castigo, castigo que até hoje nos faz amargar suas conseqüências.

O fim

> *Quanto riso*
> *quanta alegria*
> *mais de mil palhaços no salão*
> *o Arlequim está chorando pelo amor da Colombina*
> *no meio da multidão*
>
> Máscara Negra – Zé Keti e Hidelbrando
> Pereira Matos (Rio de Janeiro – 1967)

Arlequim nos lembra sempre Carnaval, festa que remonta à Idade Média, realizada para celebrar a fertilidade da terra. No entanto, para que a safra fosse abundante, era preciso invocar as divindades subterrâneas, os espíritos dos antepassados e os demônios. Isso explica, crêem os historiadores, o fato de as máscaras de Carnaval serem quase sempre negras. Arlequim nada mais era que o próprio diabo, e o Carnaval, o triunfo do homem ante a morte.

Foi *a commedia dell'arte*[25] que eternizou a figura do Arlequim. Na maioria das vezes, as histórias desse tipo de teatro giravam em torno do amor contrariado de um jovem

---

25. Gênero de teatro que começou a se formar na segunda metade do século XVI, na Itália, tendo atravessado vários países europeus e entrado em declínio a partir do século XVIII. Nasceram na *commedia dell'arte* as primeiras companhias de atores profissionais. Suas trupes apresentavam-se em praças públicas, feiras, assim como nos teatros das cortes, a convite de nobres e príncipes.

casal apaixonado que, para ficar junto, precisava vencer a resistência e a oposição dos pais, e, para tanto, contava com a ajuda dos criados, sendo um deles o Arlequim. Ele era um personagem cômico porém ingênuo, tolo e atrapalhado. Um pobre-diabo. Usava a famosa roupa de losangos coloridos e sempre aparecia com uma máscara de expressão animalesca, nada semelhante às que vemos hoje pelos salões "chorando pelo amor da Colombina".

A história de Arlequim nos dá espaço para fazer diversas reflexões sobre o que foi tratado ao longo do livro. Como Adãos e Evas escolhemos papéis para desempenharmos na vida ou papéis nos são "dados". Mas esquecemo-nos de pensar no porquê, ao desempenharmos esses papéis, usamos máscaras que ocultam nossos verdadeiros sentimentos e nos tornam, muitas vezes, para nós mesmos e para os outros, aparentemente insensíveis e até animalescos.

No entanto, como acontece com Arlequim, nosso corpo e seu ritmo acabam expressando o que, em geral, pretendemos manter parcialmente oculto. "Conseguimos" ser, ao mesmo tempo, o demônio em pessoa e ingênuos colaboradores de Deus; semideuses e aprendizes de feiticeiro. Conseguimos transitar entre o tentador e o obscuro.

Amar e construir a sexualidade são processos que tanto podem ser dolorosos como prazerosos e pacíficos; podem ser aproveitados ou negados; ser ou não dignos; podem acontecer no amparo e no desamparo, na união ou na solidão. Para muitos, é difícil dar um sentido ao sexo e até à entrega que o amor exige. Para outros, é difícil desvincular prazer de compromisso para a vida toda.

Desejamos uma vida agradavelmente vivida que, não raro, não temos, porque idealizamos a felicidade. Sonhamos encontrar nossa alma gêmea, mesmo sabendo que muitas vezes somos insuportáveis a nós mesmos. Queremos ser atletas sexuais, apesar de depararmos a todo momento com nossas limitações reais e fantasiosas. Porque idealizamos nossos parceiros, fazemos o mesmo com o sexo. E nesse contexto vivemos sós. Até distante de nós mesmos.

É preciso fazer uma nova leitura da sexualidade, do amor e do "pecado", da culpa que os circundam. Ora nos encontramos diante daqueles que se sentem desafiados a devolver o senso de culpa ao homem, normalmente os religiosos e grande parte da sociedade, ora nos encontramos diante daqueles que se sentem, antes de tudo, chamados a nos libertar desse sentimento, ou seja, os dispostos a nos ajudar a aprender e a amadurecer com nossas imperfeições. De alguma forma espero estar entre estes últimos.

Referências bibliográficas

ABDO, C. H. N (org.). *Sexualidade humana e seus transtornos*. São Paulo: Lemos, 1997.
ARIÈS, P. *O homem diante da morte*. Volume II. 2ª ed. Rio de Janeiro: Francisco Alves, 1990.
_____. *Sobre a história da morte no ocidente desde a Idade Média*. 2ª ed. Lisboa: Teorema, 1989.
BECKER, E. *A negação da morte*. 2ª ed. Rio de Janeiro: Record, 1995.
BÍBLIA SAGRADA. 16ª ed. São Paulo: Ave Maria, 1957.
BOWKER, J. W. *Os sentidos da morte*. São Paulo: Paulus, 1995.
BRANDÃO, J. S. *Mitologia grega*. Volumes I e II. 2ª ed. Petrópolis: Vozes, 1986.
CARDOSO, S. et al. *Os sentidos da paixão*. São Paulo: Companhia das Letras, 1986.
CHARNY, I. W. *Anatomia do genocídio*. Rio de Janeiro: Rosa dos Tempos, 1998.
DICIONÁRIO de Mitologia Greco-Romana. São Paulo: Abril Cultural, 1976.
FOUCAULT, M. *História da sexualidade*. Volume II. 7ª ed. Rio de Janeiro: Graal, 1994.
FRAIMAN, A. P. *Sexo e afeto na terceira idade*. 3ª ed. São Paulo: Gente, 1994.
GREEN, J. N. *Além do Carnaval*. São Paulo: Unesp, 2000.
HELMINIAK, D. *O que a Bíblia diz sobre a homossexualidade*. São Paulo: GLS, 1998.
LAZARUS, A. A. *Mitos conjugais*. Campinas: Psy, 1992.
LOWEN, A. *Amor e orgasmo*. São Paulo: Summus, 1988.
_____. *Medo da vida*. 2ª ed. São Paulo: Summus, 1980.
MONTAGU, A. *Tocar: o significado humano da pele*. 5ª ed. São Paulo: Summus, 1988.
MORRIS, D. *O macaco nu*. Rio de Janeiro: Edibolso, 1975.

NAZÁRIO, L. *Da natureza dos monstros*. Belo Horizonte: Arte e Ciência, 1998.
PAZ, O. *A dupla chama: amor e erotismo*. 2ª ed. São Paulo: Siciliano, 1994.
REICH, W. *A função do orgasmo: problemas econômico-sexuais da energia biológica*. São Paulo: Círculo do livro, 1989.
ROCHE, D. *Amor e sexualidade no ocidente*. Porto Alegre: L&PM, 1992.
RODRIGUES JR., O. M. *Objetos do desejo: das variações sexuais, perversões e desvios*. São Paulo: Iglu, 2000.
RUFFIÉ, J. O. *O sexo e a morte*. Rio de Janeiro: Nova Fronteira, 1988.
SONTAG, S. *Aids e suas metáforas*. São Paulo: Companhia das Letras, 1989.
SOUZA, H. *A cura da Aids*. Rio de Janeiro: Relume Dumará, 1994.
VALENSIN, G. *Dicionário sexual*. São Paulo: Ibrasa, 1976.
VIORST, J. *Perdas necessárias*. 17ª ed. São Paulo: Melhoramentos, 1988.

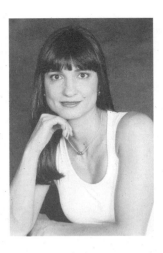

PATRÍCIA ESPÍRITO SANTO é mineira e tem ampla experiência em sua profissão, o jornalismo. Já foi repórter da TV Alterosa (SBT/Minas), do "Caderno Feminino" do jornal *Estado de Minas* e trabalhou na implantação do jornal *O Tempo*.

A partir de 1997, começou a estudar a sexualidade humana como especialização, com o objetivo principal de escrever sobre o assunto. Fez sua formação na Sociedade Brasileira de Estudos em Sexualidade Humana da Faculdade de Medicina do ABC, em São Paulo, participando de uma turma composta basicamente de médicos e psicólogos e obtendo o certificado de pós-graduação em educação sexual.

Há quatro anos integra a equipe de colaboradores do Projeto de Sexualidade do Instituto de Psiquiatria do Hospital das Clínicas da Faculdade de Medicina da Universidade de São Paulo – ProSex/Usp, colaborando também com artigos no site da instituição.

Assina uma coluna sobre sexualidade no "Caderno Feminino" do *Estado de Minas* há cinco anos e dá aulas de educação sexual para adolescentes em escolas da rede privada de Belo Horizonte. Patrícia gosta de esclarecer que não é terapeuta e não clínica. Sua atuação é como orientadora, educadora e escritora.

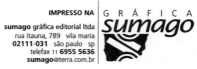

IMPRESSO NA
sumago gráfica editorial ltda
rua itauna, 789   vila maria
02111-031 são paulo sp
telefax 11 **6955 5636**
sumago@terra.com.br

———————— dobre aqui ————————

ISR 40-2146/83
UP AC CENTRAL
DR/São Paulo

CARTA RESPOSTA
NÃO É NECESSÁRIO SELAR

O selo será pago por

SUMMUS EDITORIAL

05999-999 São Paulo-SP

———————— dobre aqui ————————

CADASTRO PARA MALA-DIRETA

Recorte ou reproduza esta ficha de cadastro, envie completamente preenchida por correio ou fax, e receba informações atualizadas sobre nossos livros.

Nome: _____ Empresa: _____
Endereço: ☐ Res. ☐ Coml. _____ Bairro: _____
CEP: _____-_____ Cidade: _____ Estado: ____ Tel.:( ) _____
Fax:( ) _____ E-mail: _____ Data de nascimento: _____
Profissão: _____ Professor? ☐ Sim ☐ Não Disciplina: _____

1. Você compra livros:
☐ Livrarias ☐ Feiras
☐ Telefone ☐ Correios
☐ Internet ☐ Outros. Especificar: _____

2. Onde você comprou este livro? _____

3. Você busca informações para adquirir livros:
☐ Jornais ☐ Amigos
☐ Revistas ☐ Internet
☐ Professores ☐ Outros. Especificar: _____

4. Áreas de interesse:
☐ Psicologia ☐ Comportamento
☐ Crescimento Interior ☐ Saúde
☐ Astrologia ☐ Vivências, Depoimentos

5. Nestas áreas, alguma sugestão para novos títulos? _____

6. Gostaria de receber o catálogo da editora? ☐ Sim ☐ Não

7. Gostaria de receber o Ágora Notícias? ☐ Sim ☐ Não

Indique um amigo que gostaria de receber a nossa mala-direta

Nome: _____ Empresa: _____
Endereço: ☐ Res. ☐ Coml. _____ Bairro: _____
CEP: _____-_____ Cidade: _____ Estado: ____ Tel.:( ) _____
Fax:( ) _____ E-mail: _____ Data de nascimento: _____
Profissão: _____ Professor? ☐ Sim ☐ Não Disciplina: _____

Editora Ágora
Rua Itapicuru, 613   7º andar   05006-000   São Paulo - SP   Brasil   Tel (11) 3872 3322   Fax (11) 3872 7476
Internet: http://www.editoraagora.com.br   e-mail: agora@editoraagora.com.br